睡眠障害

現代の国民病を科学の力で克服する

西野精治

角川新書

はじめに

「山とのくにかつら木のしものこほりに、かたをかといふところに女あり。とりたてていたむところなけれども、よるになれども、ねいらるることなし。よもすがら、おきゐて、なによりもわびしきことなりとぞいひける」

これは、平安時代末期から鎌倉時代初期に描かれた『病草紙』という絵巻物のなかの「不眠の女」という絵に添えられていた詞書です。その内容を現代語訳すると、大和国葛下郡の片岡というところに女がいて、その女は「どこにも痛みがないのに夜になっても眠ることができない。夜通し起きているのはどんなことよりも耐え難い」と言ったそうです。

理由はわからないけれど、眠れない。まさに、不眠症の症状です。この絵巻物には、「嗜眠癖の男」という、執務中に眠りこけてしまう官僚の男の絵も出てきます。もしかしたら、昼間に突然眠りに落ちてしまうナルコレプシーという病気の症状でしょうか。『病草紙』は、８００年以上前に描かれたものです。少なくとも、その頃から日本には睡眠障害があったということが推測できます。

眠れないことや眠り癖が医学の研究対象となるのは、それから７５０年ほど経過してからのことです。

科学者たちが睡眠を研究のテーマとして掲げるようになったのは、１９５３年にレム睡眠が発見されてからでした。レム睡眠とは、体は休んでいるのに、脳は起きているときと同じように活動している睡眠です。それまで、「睡眠は脳と体を休める時間」と、長きにわたって捉えられてきました。その常識が覆されたのです。また丁度同じ時期に、動物実験で睡眠は、脳の自発的な行為であることが明らかになっていきます。

神経科学者を中心に睡眠の研究が一気に加速するのは、それから。そして、睡眠医学という学問が形成されるのは、またその後になります。

つまり、１００年にも満たない学問ですから、睡眠医学はまだわからないことだらけの

重要文化財　病草紙断簡「不眠の女」（平安時代）

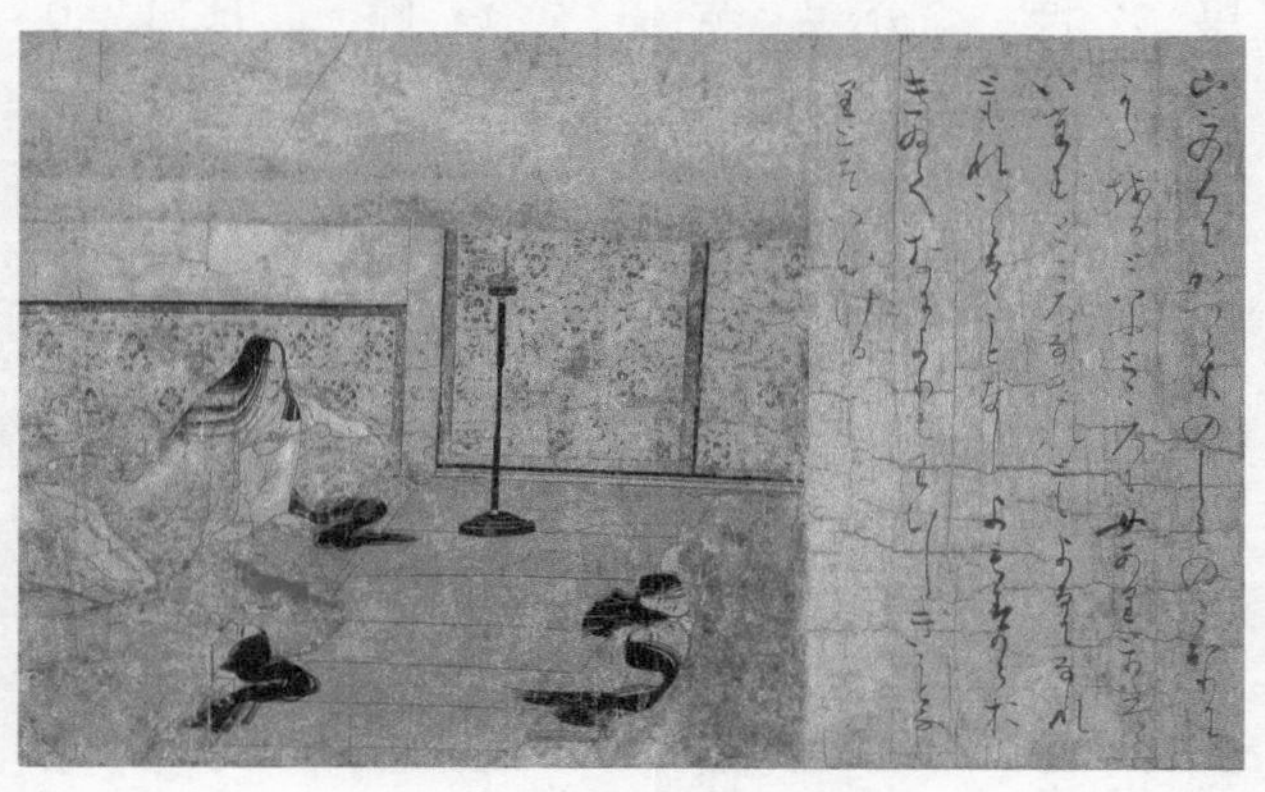

サントリー美術館提供

領域です。

しかも、睡眠にまつわる疾患や睡眠障害は、特定の臓器や器官を対象とするものではないため、睡眠医学研究は非常に多岐にわたります。医学の分野だけでも、神経内科、精神科、呼吸器科、歯科、循環器や内分泌など、その範囲は幅広いものになります。

研究環境が整備されている現代においても、睡眠の深さも質も、暫定的に判定しているだけで、その本質はまだわかっていません。何時間眠るのがいいのか、どれくらい眠れないと睡眠不足になるのかも、はっきりとはわかっていません。もちろん、入眠する意志に反して眠れなかったり、睡眠中に呼吸が頻回に停止したり、寝ているときに体が異常に動いたり、起きているときに突然寝てしまったりといった現象はわかっています。

しかし、それらの機序がわからないことが多いのです。機序がわからなければ、対症療法はできても、根本的に治すことはできません。

睡眠障害が少しずつ解明されている一方で、睡眠に悩まされる人たちは格段に増えてきています。アメリカでは推定患者を含めると、約7600万人と言われるほど。その人口比をそのまま日本人にあてはめると、約3000万人ということになります。

実際、厚生労働省の調査によると、5人にひとりが「睡眠で休養が取れていない」「何らかの不眠がある」といいます。不眠は加齢とともに増加する傾向があり、60歳以上になると、約3人にひとりが不眠に悩んでいます。そして、不眠で病院にかかっている人の大部分が睡眠薬を服用しているというのが現状です。

世界でも睡眠時間がもっとも短いとされる日本人の睡眠の悩みは、このままにしておくと、今後さらに増え睡眠障害による弊害も増す可能性があります。

厚生労働省が行った平成27年「国民健康・栄養調査」によると、1日の平均睡眠時間が

6時間未満だった人では、男女ともに「日中、眠気を感じた」という人が半数近くいました。慢性的な睡眠不足を抱えている人が増えているのでしょう。

2017年、「睡眠負債」という言葉がユーキャン 新語・流行語大賞トップテンに選出され、メディアでも睡眠に関する記事や番組を目にする機会が多くなりました。睡眠への関心が高まっているいまだからこそ、睡眠障害に対する正しい知識を身につけるために、現段階でわかっている睡眠障害についていったん整理しておくことにしました。

自分の睡眠を見直し、改善していくには、睡眠に関する正しい知識は欠かせません。その参考にしていただけると幸いです。

目次

第2章　睡眠障害と睡眠薬　57

第3章　「日中眠くなる」という睡眠障害　89

第4章　生体リズムを乱す睡眠障害　115

第5章　子ども、高齢者、女性の睡眠障害　149

第６章　睡眠負債を解消するために　183

本文図版制作　Zapp!

第１章　日本人の睡眠が危ない！

睡眠・覚醒は脳の自発的な活動だった

世界中の生物を見渡せば、飛び続けながら眠る鳥もいます。または、泳ぎながら眠る魚もいます。

仮に、生命を脅かすようなリスクがある場面に遭遇したとしても、まったく眠らないで生き続けられる動物などいません。もちろん、わたしたち人間だってそうです。睡眠という活動は、動物にとって生命を維持するために欠かせないものなのです。もちろん、進化を遂げていくためにも必要なものなのでしょう。

その睡眠の謎が、近代になってようやく解き明かされてきました。

そしていま、はっきりとわかっていることは、睡眠は単なる休息の時間ではないということです。

研究者たちによって睡眠の研究がはじまったのは、いまから70年ほど前——１９５０年代のことでした。

科学的研究の対象になるきっかけとなったのは、睡眠に関するふたつの出来事で、ひとつは1953年のレム睡眠の発見です。

それまで、睡眠は脳と体を休める時間と思われていたため、睡眠中に脳が活発に動くことはないと考えられていました。ところが脳波を測ってみると、睡眠には2種類のモードがあり、1種類のモードは起きているときと同じように脳が活発に動いていたのです。

そのモードは、激しく眼球が動いていたため、急速眼球運動（Rapid Eye Movement, REM）を伴う睡眠ということで、レム睡眠と呼ばれるようになります。

そして、もう1種類は、急速眼球運動を伴わない睡眠ということで、ノンレム睡眠と呼ばれるようになりました。

もうひとつのきっかけは、「睡眠と覚醒（かくせい）は、脳の自発的な活動で引き起こされている」という概念が提唱されたことでした。

それまでの睡眠は、部屋を暗くし音を消したら、自然に眠るものと捉（とら）えられていました。つまり、睡眠は受動的な行為だという考え方だったのです。そのため、睡眠の役割は疲れを取る、溜（た）まった眠気を払拭（ふっしょく）するということと考えられ、科学者を刺激するような研究対象ではありませんでした。

しかし、イタリアの生物学者であるモルッチとアメリカの解剖学者であるマグーンのふたりが行った動物実験で、既成概念を覆す結果が出ます。

すべての感覚を遮断すると自然に眠ると考えられていたのに、実験の対象となった動物は眠らなかったのです。それどころか、遮断する前と同じようなサイクルで、起きたり寝たりという行為を繰り返しました。


つまり睡眠は、環境に体が反応する受け身の活動ではなかったのです。

そして、同じ環境において、脳のいろいろな部位をひとつずつ破壊していく実験を試みたところ、ある部位を壊すと眠ったような状態になることがわかってきました。ふたりの実験でわかったことは、脳のある部位が活動しているときは覚醒していて、その部位が活動していないときは眠るということです。睡眠は、脳自体が引き起こす脳の自発的な活動だったのです。


睡眠は脳の自発的な活動という結論は、神経科学者をはじめとした多くの研究者たちの研究意欲を掻き立てることになります。

もちろん、はるかむかしの人間が睡眠に関心がなかったわけではありません。欧米では哲学的に、中国では陰陽の思想の下で、何度となく議論が交わされてきました。しかし、睡眠は脳の受け身の現象であるという考え方から抜け出ることはありませんでした。

先に述べたように、睡眠・覚醒が科学的研究の対象となったのは70年前のこと。まだ100年も経っていない分野です。学問としても成熟しておらず謎だらけと言っていいでしょう。睡眠についてわかっていることは、まだ1割にも満たないのではないかとわたしは思っているほどです。

睡眠と覚醒を司るふたつのシステム

睡眠と覚醒でわかっていることは、睡眠には周期があるということです。

睡眠には2種類あり、ひとつは、脳も体も休息するノンレム睡眠。もうひとつは、体は休息しているけれど脳は活動しているレム睡眠です。そして、ノンレム睡眠は睡眠の深さでさらに、ステージ1、2、3の3段階にわかれます。

正常な睡眠の場合、ノンレム睡眠のステージ1から2、2から3とどんどん深い睡眠になり、続いてレム睡眠に移行します。ノンレム睡眠からレム睡眠が終わるまでを睡眠周期、または、睡眠サイクルといい、個人差はありますが約70～110分になります。

わたしたちは、眠りについてから、ノンレムからレムへの睡眠周期を4～5回繰り返し、7～8時間すると自然に目覚めます。ちなみに、ノンレム睡眠は朝が近づくにつれて浅く短くなり、レム睡眠は長くなります。

睡眠周期は、常に一定というわけではありません。なぜなら、そのときの健康状態やコンディションで大きく乱れることがあるからです。

寝つきが悪かったり、夜中に何度も目が覚めたり、睡眠中に一時的に呼吸が止まる睡眠時無呼吸症候群のような障害のある人などは、最初に深いノンレム睡眠が出て、その後に短いレム睡眠が続くとは限りません。睡眠不足の人は、深いノンレム睡眠が朝方に出るケースもあります。

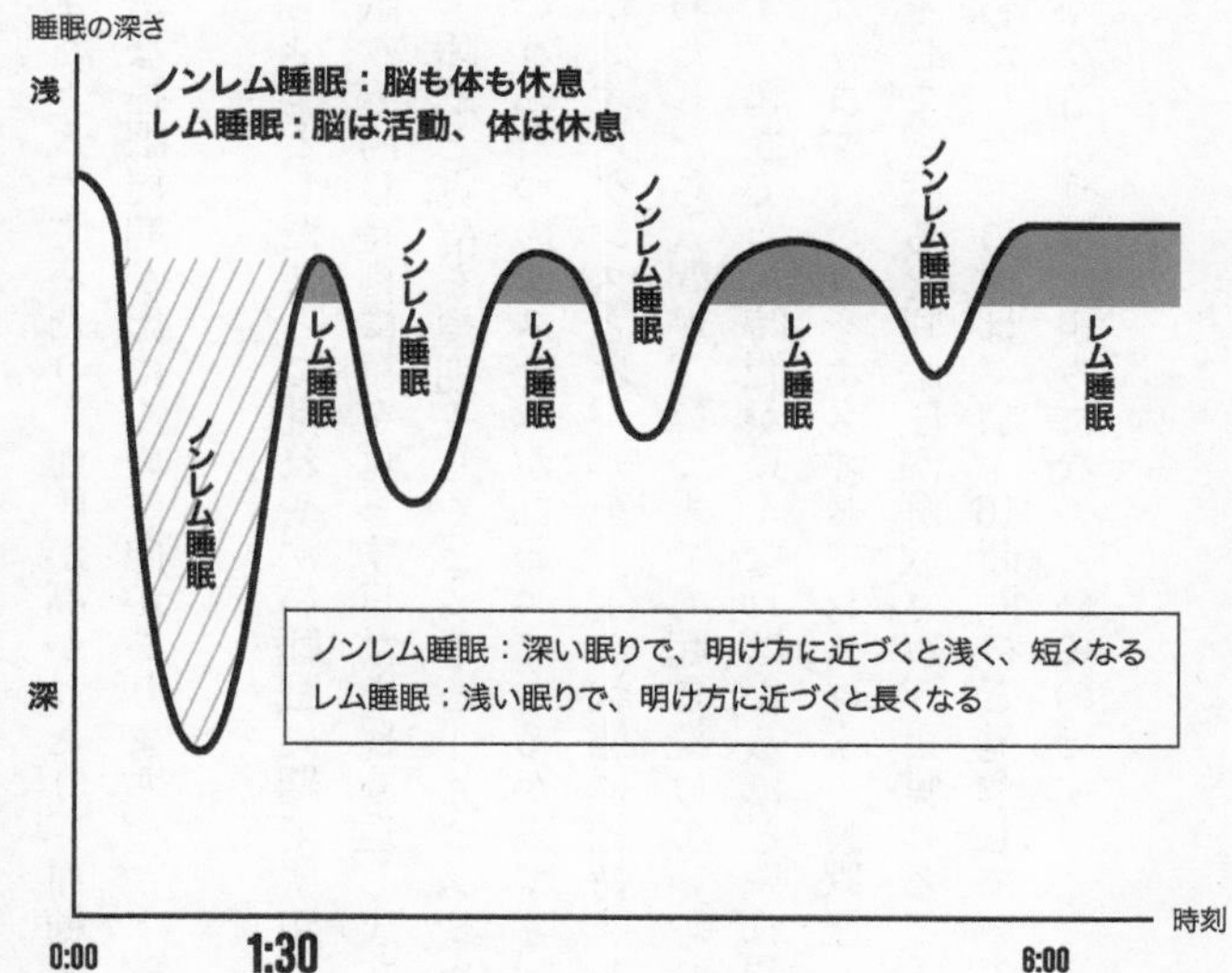

睡眠ミッション

① 脳と体に「休息」を与える

②「記憶」を整理して定着させる

③「ホルモンバランス」を調整する

④「免疫力」を上げて病気を遠ざける

⑤「脳の老廃物」をとる

西野精治『スタンフォード式　最高の睡眠』（2017、サンマーク出版）

また、太っていたり、血圧が高かったり、血糖値が高かったりする生活習慣病予備軍も、正常な睡眠周期が出にくい傾向があります。

ちょっとしたことで乱れやすい睡眠周期ですが、それでもわたしたちは、ほぼ同じ時刻に眠り、同じ時刻に目を覚ます日常を繰り返します。なぜかというと、わたしたちの体には、睡眠と覚醒を規則正しくコントロールする、ホメオスタシス（恒常性）と生体リズムというふたつのシステムが備わっているからです。

ホメオスタシスとは、体を一定の状態に維持するための機能のこと。

わたしたち人間が、いつまでも起き続けていられないのは、ホメオスタシスによるものです。起きている時間が長くなればなるほど疲れや睡眠を引き起こす物質が蓄積され、眠くなります。これをホメオスタシスによる睡眠圧（プロセスS）と言います。

そして、眠ると睡眠圧が解放され、目覚めるころには眠気がなくなり、すっきりします。

わたしたちの体は、14～16時間ほど覚醒している時間が続くと睡眠圧が高まって自然に眠くなるような仕組みになっているのです。

睡眠調節にはホメオスタシス（S）と日内変動（C）が重要

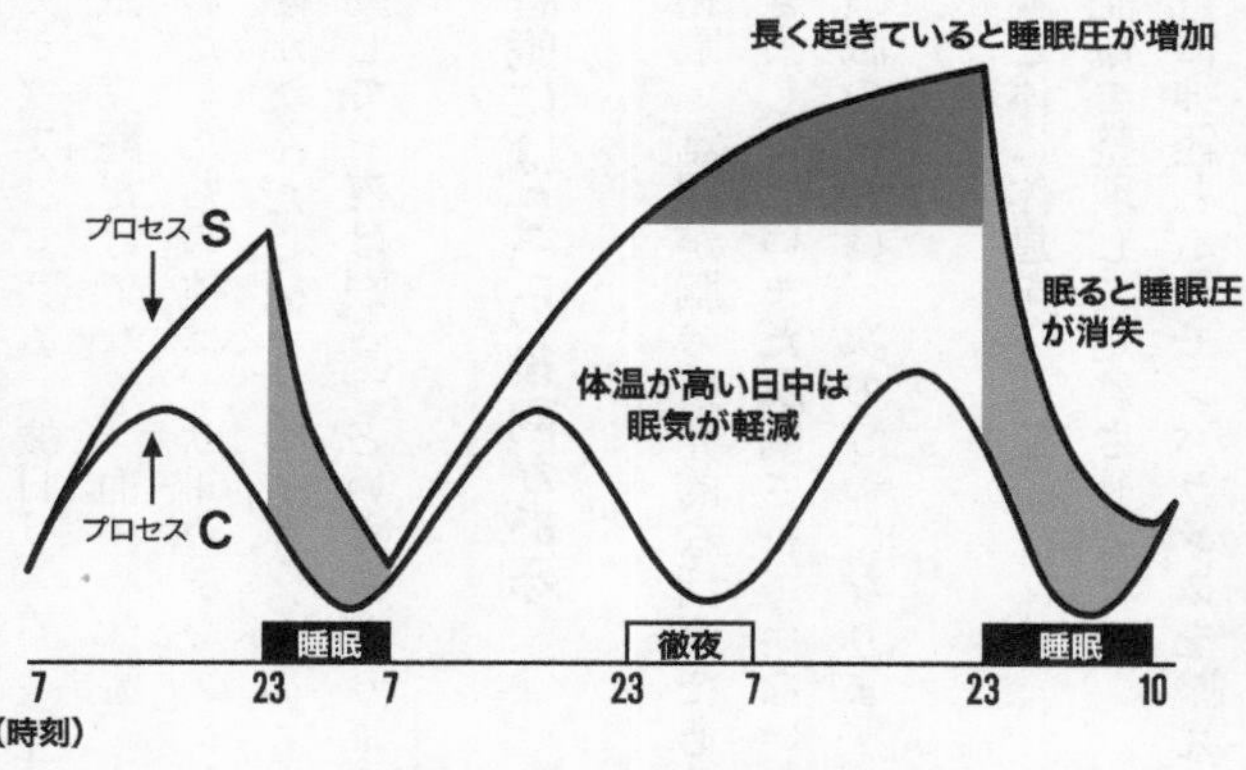

Borbély, A.A., Two process model of sleep regulation. Hum. Neurobiol., 1982.1:p.195-204.

しかし、徹夜していると、これだけでは説明できないことが起きます。

ホメオスタシスだけだとしたら、徹夜すると時間が経過するにしたがって眠気が溜まっていくはずですが、実際はそうなりません。眠気は夜中の3時頃にピークになり、そのまま起きていると、夜が明ける頃には体温が上昇し、活動性のホルモン・コルチゾールも分泌され、眠気が収まっていきます。

これは、睡眠と覚醒をコントロールしているもうひとつのシステム、生体リズムによる日内変動（プロセスC）です。

生体リズムとは環境の変化に対応するために備わっている機能で、いくつかあるなかで生命活動にもっとも密接に絡んでいるのがサーカディアンリズム（概日リズム）です。サーカディアンリズムは地球の自転に対応し、睡眠・覚醒だけでなく、血圧や体温、ホルモンの生成などもコントロールしています。

わたしたちの体は、サーカディアンリズムが機能することで、太陽が昇ったら覚醒し、太陽が沈んだら徐々に眠くなるというわけです。もし、このリズムがなければ、「昼間に活動して、夜は眠る」というあたりまえの毎日を続けられなくなります。

睡眠には5つの役割がある

睡眠・覚醒が脳の自発的な活動であることがわかってから、睡眠の役割も明らかになってきました。いまだ解明されていないこともまだまだあると思いますが、現在わかっている睡眠の役割は、次の5つになります。

①脳と体に休息を与える
②記憶を整理して定着させる
③自律神経とホルモンバランスを整える

④免疫力を上げる

⑤脳の老廃物を除去する

２種類の睡眠があることがわかってから、睡眠には脳と体に休息を与える以外の役割もあるのではないかと考えられてきました。

いままでは、起きているときに五感を通じてインプットされた脳の情報が、睡眠周期を繰り返すことで整理され、記憶として定着することがわかっています。初期の研究では、レム睡眠での記憶の定着が注目されましたが、記憶の定着には、種々の過程があり、浅いノンレム睡眠も関与することが続いて明らかになり、最近の研究で、入眠直後のもっとも深いノンレム睡眠のときに、脳の大脳皮質側頭葉の奥深くにある海馬という場所に一時的に保管された情報（五感からインプットされた情報）が、脳の表面にある大脳皮質に移動し、長期記憶として保存されるという報告もあります。

１９６８年には、最初の深いノンレム睡眠のときにグロースホルモン（成長ホルモン）が活発に分泌されることがわかりました。脳や体に休息を与えるだけでなく、筋肉や骨に

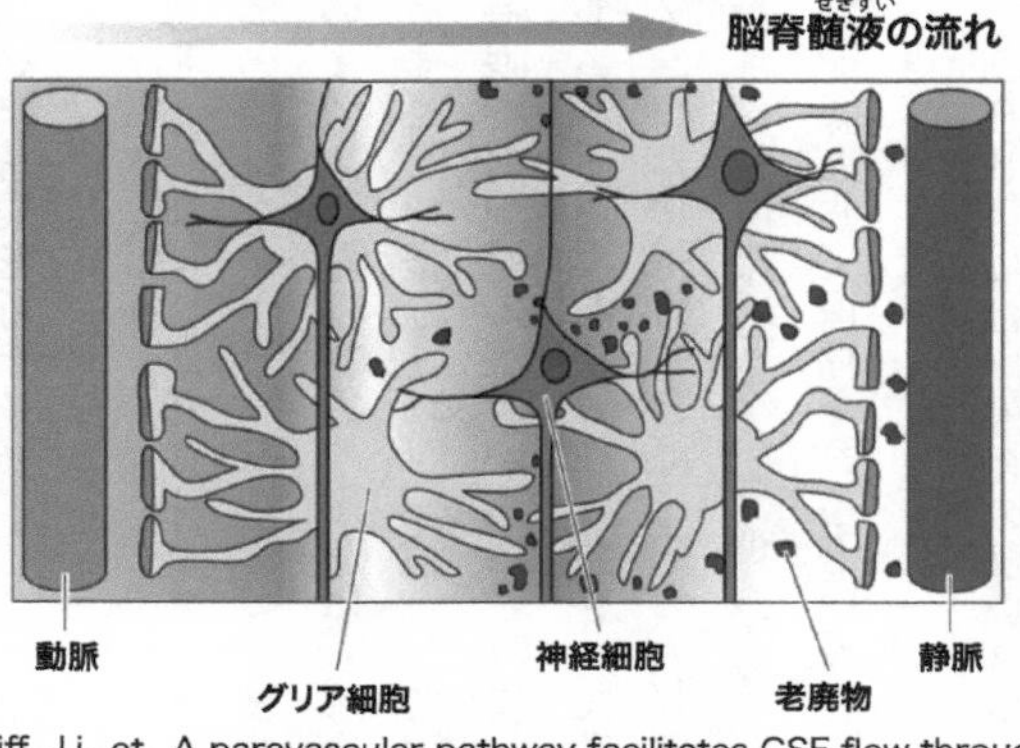

LLiff, J.j., et., A paravascular pathway facilitates CSF flow through the brain parenchyma and the clearance of interstitial solutes, including amyloid β. Sci Transl Med, 2012. 4(147):p.147ra111. より一部改変

新陳代謝を促していたのです。また、グロースホルモンは、自律神経のバランスを整えるのに重要な役割を果たしています。

睡眠と免疫力との関連性もわかってきました。睡眠不足になると、感染症になりやすいことなどが実験で確認されています。インフルエンザの予防接種を受けても、睡眠が乱れると予防接種の効果が認められなかったという報告があるほどです。

睡眠の役割として、ここ数年でわかってきたことのなかに、脳の老廃物を流すグリンパティック・システムがあります。

体のなかの老廃物は、リンパ系に集められ、血管を通って尿として体外に排出されます。

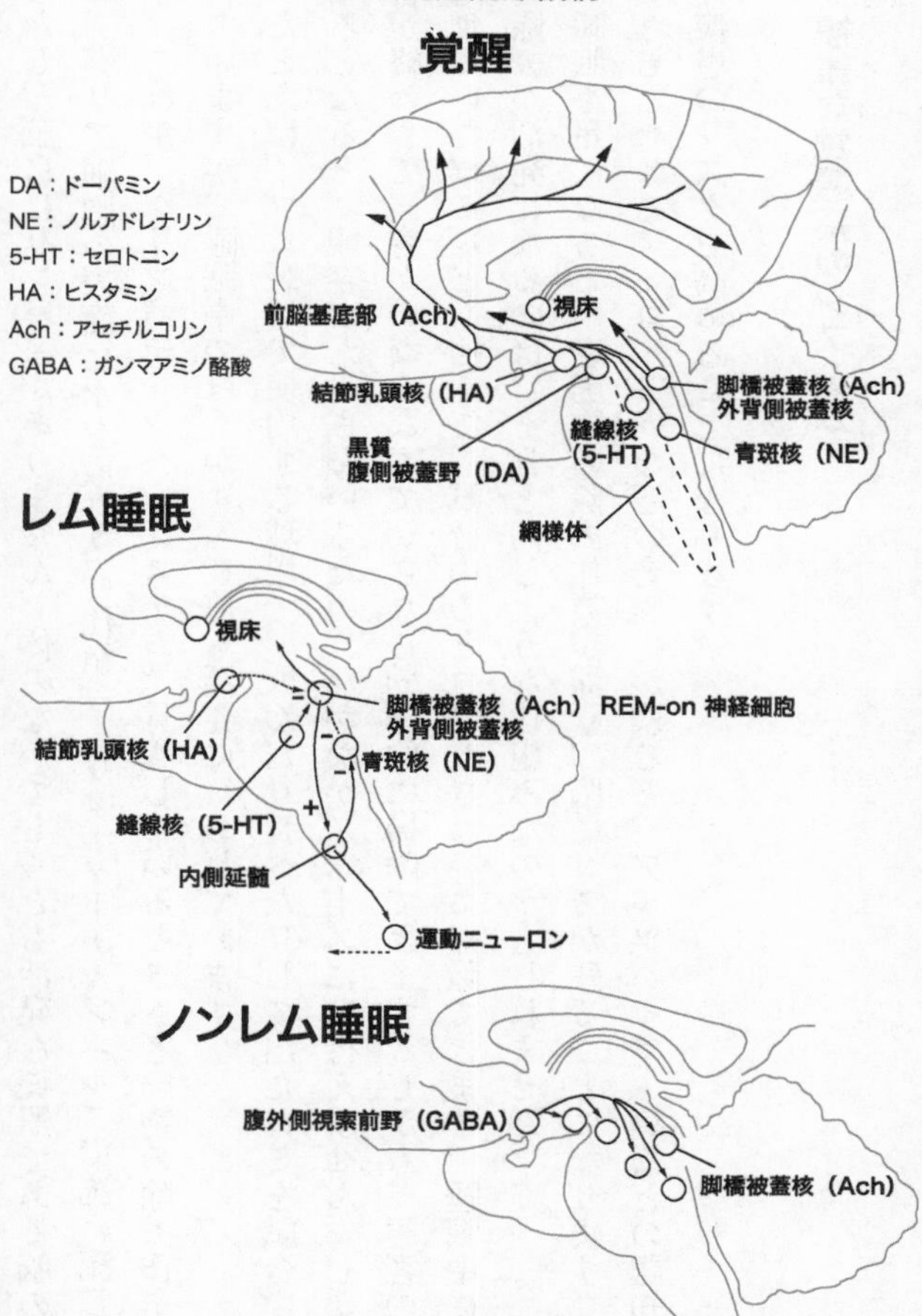

西野精治「小児睡眠関連疾患診療のために必要な睡眠の神経生理・神経解剖の基礎知識」『日常診療における子どもの睡眠障害』
谷池雅子（編）2015、診断と治療社、p.144-160

しかし、脳にはリンパ系がありません。体のなかでもっとも活発な臓器である脳の老廃物は、グリア細胞の表面に水を取り込む仕組み（ウォーターチャンネル）で洗い流していきます。これが、グリンパティック・システム。覚醒しているときも老廃物の除去作業は行われていますが、睡眠中のほうが4~10倍も活発に行われています。

たとえば、プロ野球で使用する球場で、飲んだり食べたりして出たゴミを試合中に掃除するとなると、観客がたくさんいるため、なかなかスムーズには行えません。しかし、試合が終わって観客がいなくなってからなら効率的に掃除できます。しかも、観客の足元に隠れていたゴミなども拾えて、試合中のときよりきれいに掃除できます。睡眠中に老廃物の除去が活発になるのは、それと同じような仕組みなのかもしれません。

睡眠不足になると、老廃物の除去作業が滞り、脳にゴミが残ることになります。脳のゴミとも言われるアミロイドβなどの老廃物が残ると、アルツハイマー病などの認知症や神経疾患のリスクを高めることになります。

複雑な覚醒系のシステム

覚醒・睡眠調節機構は相反する

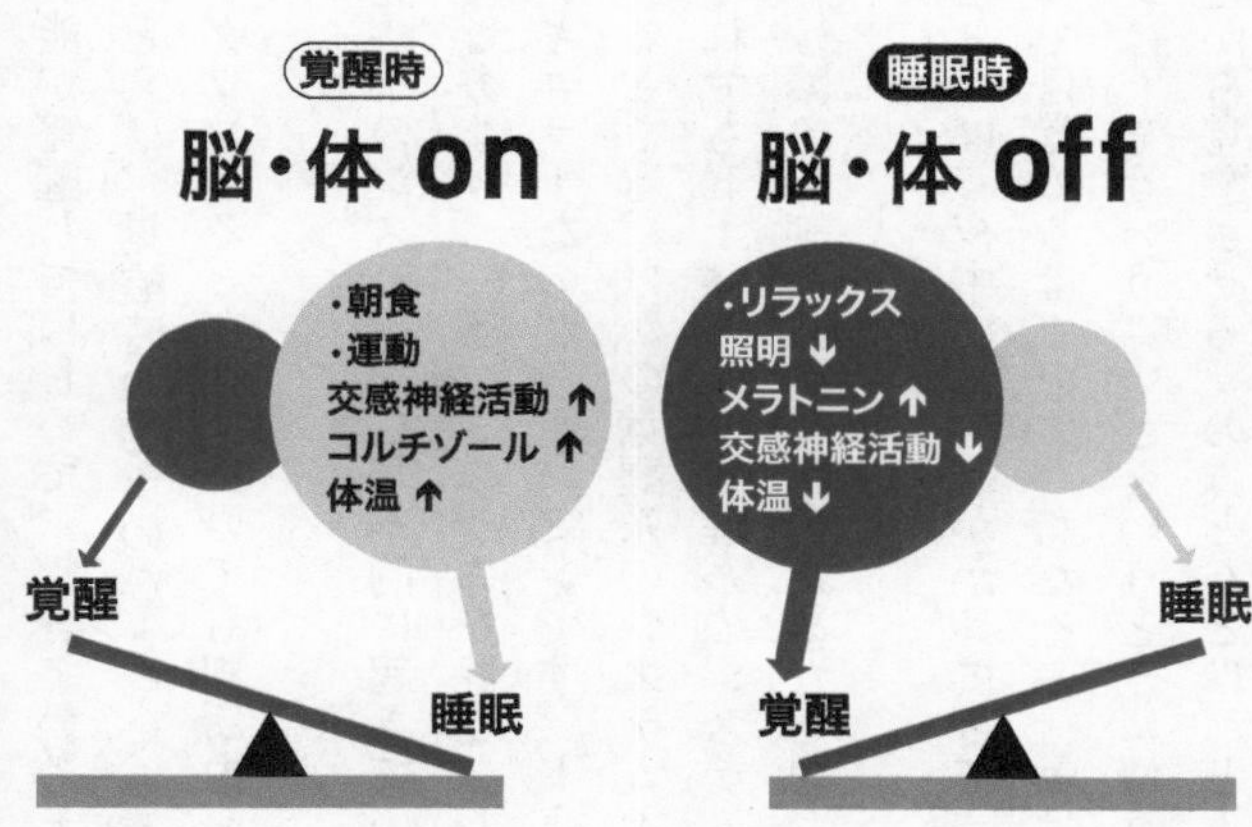

睡眠・覚醒における、具体的な神経活動のメカニズムについての研究も進んでいます。まだわからないことも多いのですが、覚醒時に作用する神経伝達物質はノルアドレナリン、セロトニン、ヒスタミン、ドーパミンやアセチルコリンなど複数あることがわかってきています。睡眠時に作用するのは、GABA（γ-アミノ酪酸）になります。

覚醒時の物質が複数あるのは、起きているときの人間の活動を支えるには複数のシステムが必要だからだと考えられます。

覚醒するといっても、認知するとか集中するとか、いろいろな機能が活性化しないと完全に覚醒しているとは言えません。大脳皮質が活性化されているだけではなく、いろいろな機能が覚醒してはじめて、起きているということになるからです。

たとえば、覚醒時の物質のひとつであるヒスタミンだけを薬（抗ヒスタミン剤）でシャットダウンすると、起きていても判断力や注意力がなくなるボーッとした状態になります。

覚醒系のシステムは、基本的に起きているときには活発になり、寝ているときは活動が弱くなります。一部のシステムを除き、レム睡眠のときはほとんど活動しません。しかし、イレギュラーなのがドーパミンです。ドーパミンは、レム睡眠のときだけでなく、覚醒しているときも、ほかの覚醒系のシステムと比べて活発には動いていません。

それでもドーパミンが覚醒系のシステムとして備わっているのは、動機付けの強い、あるいは緊急時等の強制覚醒のためだと思われます。

たとえば、夜中に電話がかかってきて、知り合いの誰かが亡くなったと伝えられたら、一瞬で目覚めるはずです。ただその行動は、自然な睡眠サイクルではありません。ドーパミンは、そういう「いざというときに使う」システムなのでしょう。

だから覚醒させる薬のほとんどは、ドーパミンに作用するものが多いのです。ドーパミンの作用を増強する薬を使えば、無理やり起きることができるからです。

もっとも強力なのが覚醒剤です。

ドーパミンに限らず、ノルアドレナリンやセロトニンなどの神経伝達物質は、放出後に使われなかったものは細胞内に戻して再利用します。この再取り込みをブロックすると、細胞外の濃度が上がり作用が亢進（こうしん）します。

そういうタイプが覚醒させる薬で、日本でも使われているモダフィニル（商品名は「モディオダール」）は、比較的マイルドに作用します。

アンフェタミン等の覚醒剤の場合は、神経細胞からドーパミンを放出させ、さらにギュッと絞り出すので、もの凄（すご）くパワフルなのです。そのときに得られる、いままで経験したことがない陶酔感や多幸感が依存への引き金になります。そして、繰り返し使うことでその感覚が忘れられなくなり、肉体依存だけでなく、精神依存にまで陥ると考えられています。

覚醒系のシステムに関しては、最近になってわたしたちが長年研究を続けてきた「ナルコレプシー」という睡眠障害の研究とも関連して、覚醒系全体を制御するオレキシン（ハイポクレチン）という神経ペプチドが発見されたことも特筆する必要があります。それは、1998～99年のことでした。

睡眠と覚醒は相互に制御していて、片方が強くなると片方が弱くなります。睡眠と覚醒は表裏一体、交互に起こるものなのです。

睡眠不足で世界的大惨事が起こる？

研究者たちによって睡眠研究が本格的にはじまったのは70年くらい前になりますが、「いろいろな病気の裏側に睡眠が関係している」とされ、社会的に睡眠への関心が高まってきたのは、ごく最近のことです。

ひとつの契機になったのは、1993年の「Wake up America」という、アメリカ政府の主導の下で行われた睡眠障害に関する調査報告でした。

睡眠障害については少しずつわかってきていましたが、それまでは、実際どれくらいの人がそういう病気に罹患（りかん）しているのか、どういう治療をされているのか、治療が適切にされていないがためにどんな問題が起こっているのかということを把握できていなかったのです。

調査を開始したのは、その当時頻発した産業事故の原因として睡眠不足を指摘されたことも背景にありました。

１９８６年に、アメリカではスペースシャトル・チャレンジャーの爆発事故が起こります。３年後の１９８９年には、アラスカでタンカーが座礁し、大量の原油が流れ出すという事故も起こっています。どちらも、スタッフの睡眠不足が原因ではないかと疑われました。

チャレンジャーの事故のときは、スタッフが過労状態で、ほとんど寝ていないような人が何人もいたそうです。それだけが原因とは決めつけられないにせよ、最終的な打ち上げを決めたときの判断ミスも、直接的な原因となった燃料を送るパイプのＯリングの破損の見逃しも、その裏側に睡眠不足があったのではと言われています。

１９８６年に発生したチェルノブイリ原発事故の原因のひとつは、交代勤務の作業員の操作ミスではなかったのではないかという指摘もあります。

２０００年代には、同じようなことがここ日本でも起こりました。

２００３年、ＪＲ西日本の山陽新幹線の運転士が約８分間にわたり居眠り運転をしたことが大きく報道されました。自動列車制御装置が作動し、幸運にも負傷者が出る事故は回避できましたが、ひとつ間違えば大事故になるところでした。

その後、長距離トラックやバスなどの事故で、運転手の居眠りが指摘されるようになります。そして２０１２年には、関越自動車道を走行するツアーバスの運転手が居眠り運転で防音壁に激突し、乗客ら46人が死傷するという大事故が起こります。

スタンフォード大学のデメント教授は、早くから睡眠不足の問題を指摘していました。デメント教授は、わたしも籍を置きわたしの研究室の母体であるスタンフォード大学睡眠研究所の創設者で、今日の睡眠研究を牽引（けんいん）してこられた第一人者です。レム睡眠を発見した研究チームのひとりであり、レム睡眠と呼びはじめたのもデメント教授でした。

そのデメント教授は、アメリカで長距離トラックの事故が多いのは、眠気が原因ではないかと考えていました。なぜなら、貨物輸送を担う長距離トラックの運転手は夜をまたいで走ることも少なくなく、慢性的な睡眠不足に陥りがちだったからです。それが居眠り運転につながり、重大事故を招く可能性があると、トラックの運転手を含め、不規則勤務が続く交代勤務従事者の睡眠を問題視していたのです。

デメント教授は１９８８年にアメリカ議会からの要請を受け、各地で公聴会を開き、約２年をかけて睡眠障害に関する調査も行いました。そして、睡眠障害をそのままにしておくことによる経済的損失を概算しています。

１９９４年の米国国会特別委員会報告書によると、年間で約７００億ドル、調査当時のレートで日本円に換算すると約７兆円になります。

日本でも10年ほど遅れて、２００６年に日本大学医学部の内山真（うちやままこと）教授が試算したところ、経済的損失が約３・５兆円と算出されました。２０１６年のアメリカのシンクタンク・ランド研究所の発表によると、日本における経済的損失は年間で約15兆円と試算されています。その数字は、先進国のなかでも突出した数字と言われています。それだけ、日本においても睡眠障害の問題が大きくなってきているということでしょう。

むかしはアブセンティズムといって、体調などによってたびたび欠勤することが問題になり、その対策は講じられてきました。しかし最近、ビジネスシーンで問題になっているのがプレゼンティズム。プレゼンティズムとは、出勤していても健康上の問題で労働に支障をきたすことです。

つまり、会社に来ないことよりふつうに働いていてもパフォーマンスが上がらないほうが、会社にとっては不利益になるということが問題視されているのです。健康的に働ける環境をつくることが結果的には会社の利益になる——そんな考え方に、経営者の思考はシフトしてきているようです。

病気の裏側には睡眠の問題がある

科学者たちの睡眠研究への意欲をさらに高めたのは、2002年にアメリカで行われた大規模疫学調査でしょう。カリフォルニア大学サンディエゴ校の研究チームが、保険会社とアメリカがん協会の協力のもと、110万人を対象に実施しました。

死亡率・肥満度（BMI）と睡眠時間

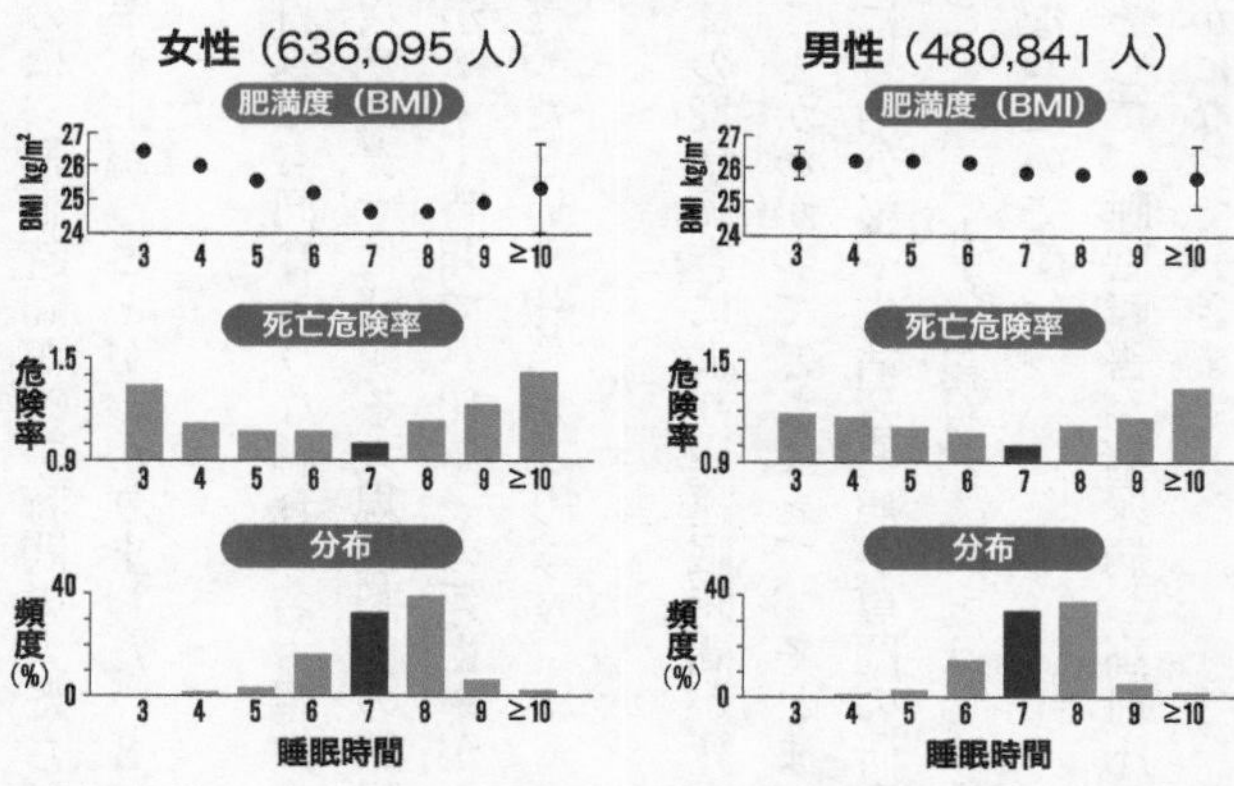

Kripke, D.F., et al., Mortality associated with sleep duration and insomnia. Arch Gen. Psychiatry, 2002.59(2):p.131-6.

もともとは、睡眠の調査が目的ではありませんでした。睡眠に関しては、自己申告の質問に「平均的に何時間寝ますか？」という項目があっただけです。しかし、１１０万人というデータ規模から、アメリカ人の睡眠時間が正規分布として明らかになったのです。

結果としては、アメリカにおける平均的な睡眠時間は、男女ともに７・５時間という数字が導き出されました。個人のデータにばらつきがあるのは当然なので、なかには3～4時間、または10～11時間の人もいます。

この調査チームは、その後6年間にわたって追跡調査を行い、睡眠時間と死亡率の関係を明らかにします。もっとも死亡率が低かったのは、睡眠時間が約7時間の人たちでした。そして、7時間より短い人も、長い人も死亡率が上がることがわかりました。3時間睡眠の人は、死亡率が約1・3倍高くなっていました。

日本でも同じような調査が名古屋大学で行われ、2004年に発表された「睡眠時間と死亡リスク」に関する大規模調査の結果によると、平均睡眠時間は男性が7・5時間、女性が7・1時間で、10年後の死亡率がもっとも低かったのは、睡眠時間が約7時間の人たちだったという報告があります。

この疫学調査により、睡眠時間が死亡率に影響を及ぼすことや、疾患のリスクにつながることがわかってきたことで、それまで神経科学者が多かった睡眠研究の分野に内科学、特に、内分泌や生活習慣病が専門の研究者が参画してくることになります。睡眠が不足することで、「どんな病気が」「どういう機序で」ということが、ひとつの大きな研究テーマになったのです。

そして、睡眠障害が糖尿病、高血圧、肥満などの生活習慣病のリスクを高めることが明らかになっていきます。

睡眠不足が続くと、日中に眠気に襲われ、意欲や記憶力が低下するだけでなく、体内のホルモン分泌や自律神経機能にも影響を与えることがわかってきています。

たとえば、健康な人でも４時間睡眠をたった２日続けただけで食欲を抑えるホルモンであるレプチンの分泌が減少し、食欲を高めるホルモンであるグレリンの分泌が亢進します。わずかな寝不足でも、肥満へのリスクを高めるわけです。

以前から生活習慣病を患っている人は、睡眠障害である不眠症や睡眠時無呼吸症候群の人が多いことがわかっていました。しかし最近の研究では、逆に睡眠障害が生活習慣病のリスクを高めることが、少しずつわかってきています。

たとえば、睡眠時無呼吸症候群の人は、何度も起こる夜間の呼吸停止によって低酸素血症や交感神経の緊張、酸化ストレスや炎症などといった生活習慣病を発症する準備が進み、5～10年後には高血圧、心不全、脳血管障害などにかかりやすくなります。

不眠症状の人は、正常な睡眠習慣の人と比較して糖尿病になるリスクが、１・５～２倍になると言われています。

最近、国際的な総合科学ジャーナル『nature』に、「寝ないと動脈硬化になる」という記事が掲載されたことがあります。なかでも注目されたのは、全身性の炎症や脳の炎症についての記事でした。

炎症というと、腫れたり、痛みがあったり、熱を持ったりというイメージがあります。しかし、炎症に関連している物質はもっと幅広く、その物質によって変化を起こすものは、すべて炎症とするほうが妥当だというものでした。「痛みがあって」とか、「白血球が遊走して集まって」とかではなくても、炎症性の反応が起きたらすべて炎症ということです。

そう考えると、脳と体のメンテナンス機能を持つ睡眠をおろそかにすることはできません。規則正しく十分な睡眠を取れていれば、体に炎症が起こることを抑えられるからです。

睡眠研究ははじまったばかりで、わからないことがまだまだあります。

「こういう疾患が多い」という疫学の結果があって「次にこういう症状を起こしたらこういう疾患になる」。研究データからそういった仮説を立て、それが間違いないと確認できたら、どういう機序で起こるかをあらためて探る。いまは、その段階なのです。

自覚できる睡眠障害と自覚できない睡眠障害

最新の睡眠障害国際分類（ＩＣＳＤ‐３）に記載されている64種の睡眠障害を大別すると、次の７つに分類されます。

①不眠症
②睡眠関連呼吸障害群
③中枢性過眠症群
④概日リズム睡眠・覚醒障害群
⑤睡眠時随伴症群
⑥睡眠関連運動障害群
⑦その他の睡眠障害

睡眠障害国際分類が最初に策定されたのは１９９０年でした。その後１９９７年に改訂版が出て、２００5年に第2版、そして、２０１４年に公表されたのが現在の第3版に該当します。ほかの学問に比べるとまだまだ未熟な分野なので、版を重ねるたびに大きな変更が繰り返されています。特に第1版は概念的な分類だったため、第2版では、病気の仕組み、すなわち病態生理を重視して、分類が大きく変わりました。

睡眠障害に関しては病態生理がわかっているものが少なく、今後も10年単位で改訂されていく可能性があります。

睡眠障害は、自覚できるものと、自覚できないもの（他者から指摘される）に分類することもできます。

◆自覚できるもの

不眠（眠れない）

過眠（日中眠くて仕方がない）

睡眠・覚醒のリズムがずれる（希望する時間に眠れない、起床できない）

就寝時の異常感覚（脚がむずむずする、ほてる）

◆自覚できないもの
睡眠時の異常呼吸（いびき、無呼吸）
睡眠時の異常行動（寝言、寝ぼけ、不随意運動〔体や手足が動く〕）

睡眠障害のなかでもっとも多いのは、不眠です。「眠れなかったことがある」という一過性のものなら、ほとんどの人に経験があるのではないでしょうか。一過性はともかくとして、不眠とは、睡眠障害の概念からは慢性不眠のことを指し、３カ月以上持続している不眠症状が対象とされます。

次に多いのは、睡眠時無呼吸症候群。中高年の男性の２割が該当するのではないかと推測されています。そのほかでは、就寝時に不随意運動が起きるむずむず脚症候群（レストレスレッグス症候群）があります。また、高齢になるとレム睡眠行動障害も多くなります。レム睡眠行動障害とは、レム睡眠のときに体の脱力が起きず、夢見体験に応じて体が動いてしまう障害です。

わたしの専門である、過眠症の代表格でもあるナルコレプシーは、２０００人にひとりくらいの病気です。

第2章以降でそれぞれの睡眠障害について解説していきますが、睡眠障害で病気の機序までわかってきているのは、睡眠時無呼吸症候群とナルコレプシー等に限られています。それ以外の病気では特定の症状が出現しますが、その発症機序はわからないことが多いです。

そもそも、睡眠時や覚醒時の症状が睡眠の病気であると診断されるようになったのは、レム睡眠が発見され、近代の睡眠研究が始まってからのこと。病気自体が新たに見つかったというわけではありませんが、それまでの記録もほとんど残されていません。ですから、ほかの医学の分野からすれば、睡眠医学はとにかく歴史の浅い分野なのです。

しかし、はっきり言えることは、睡眠障害を感じている人は非常に多いということ。アメリカの疫学に基づいた統計で推計すると、アメリカの睡眠障害の潜在的な患者は約7600万人と言われています。アメリカの人口は約3億人ですから、約25％になります。

睡眠障害患者の薬物治療
（米国における18才以上の潜在的患者<7596万人>での調査）

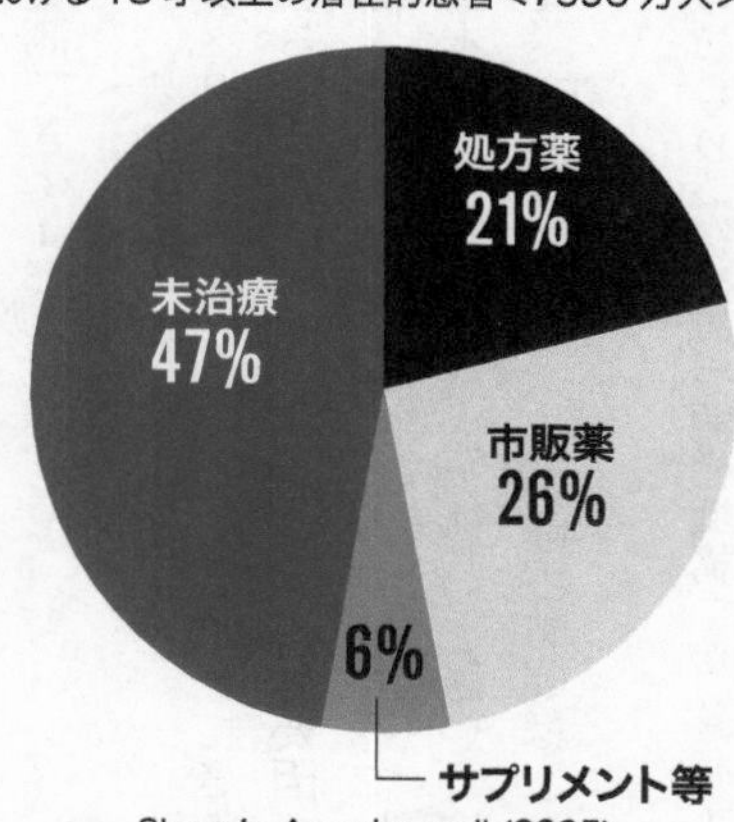

Sleep in America poll (2005)

日本人の睡眠時間は世界最短

アメリカにおける潜在的な睡眠障害の人口比率を参考にすると、日本人の総人口は約1億2400万人ですから、潜在的な睡眠障害の患者は約3000万人くらいいても不思議ではありません。

アメリカの場合、7600万人のうちの約半分はなんらかの治療を受けておりそのほとんどが、睡眠薬、サプリメントです。その内訳は、21%くらいが処方薬、26%が薬局で購入できる市販薬、残り数%がサプリメント等での治療をしているとされます。

日本国内における詳細な数字は把握できて

いませんが、サプリメントに頼っている人が多いかもしれません。現在、日本で処方箋なしで買える睡眠薬は抗ヒスタミン薬だけ。それでもある製薬会社では、この抗ヒスタミン薬の売り上げが70億〜80億円規模という状況ですから、使用している人が相当数いることが推測できます。

アメリカで睡眠障害の患者が増えてきたのは、単純な話ですが、睡眠障害が一般的に知られるようになってきたのが第一の要因です。睡眠医学の研究が進み、睡眠障害への認識が高まると、さらに増えるのではないでしょうか。

日本も同じように考えていいと思います。もしかすると、その予測を超えるかもしれません。なぜなら、日本人の睡眠時間は、海外と比べると明らかに短いからです。

ＯＥＣＤ（経済協力開発機構）が２０１８年に発表したデータによると、調査対象国のなかで日本は最下位で、１日の睡眠時間は平均４４２分（7時間22分）でした。１位の南アフリカの５５３分（9時間13分）と比べると、約２時間も睡眠時間が短いことになります。

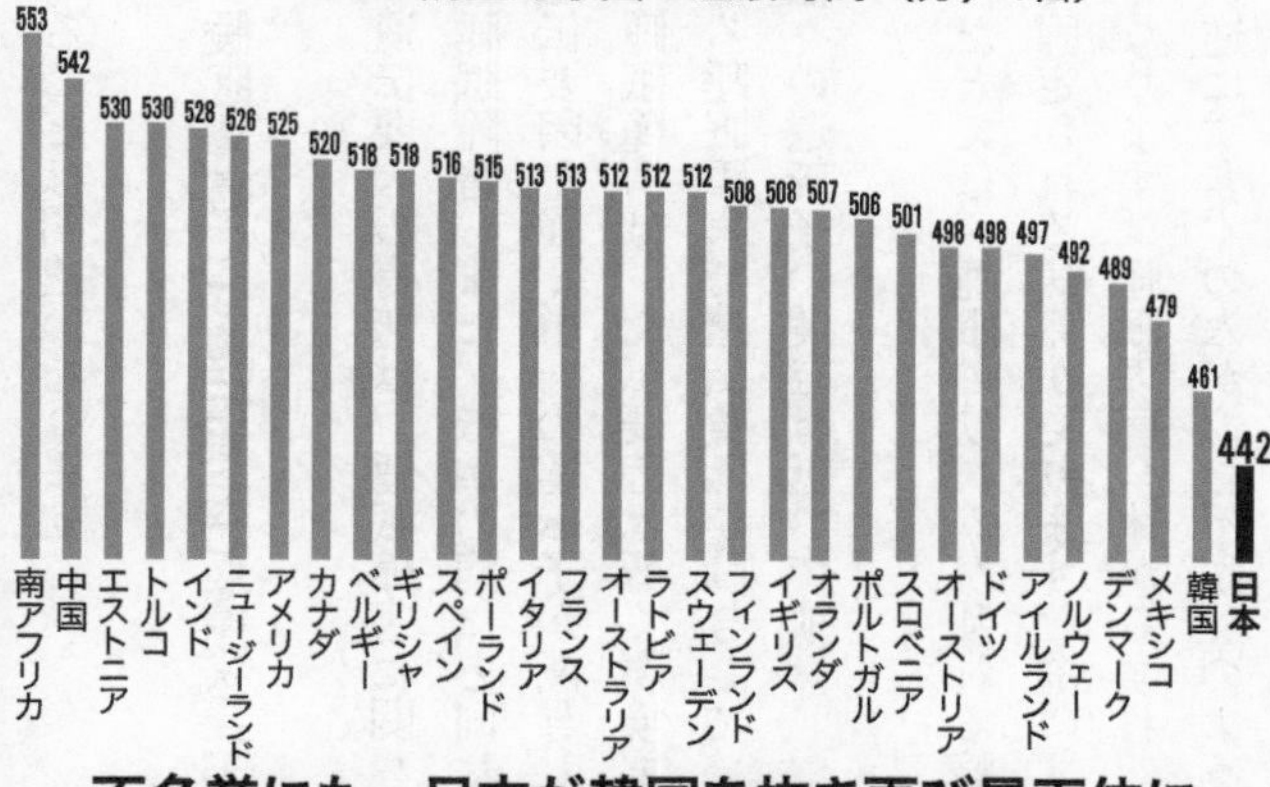

不名誉にも、日本が韓国を抜き再び最下位に

OECD：2018年データからグラフ作成

しかも、前回調査（2014年）の463分から、さらに短くなっています。

睡眠時間が短くても、睡眠に満足しているならいいのですが、そうでもないようです。

厚生労働省が調査した平成29年の「国民健康・栄養調査」によると、「ここ1カ月間、睡眠で休養が十分に取れていないと感じている人」の割合は20・2%でした。これはつまり、約5人にひとりが睡眠時間に満足していないということ。その数字は、ビジネスシーンの中心にいる30～50代になると、30代27・6%、40代30・9%、50代28・4%と軒並み平均を上回ることになります。

このままの状況が続くと、睡眠障害と診断される人たちが、ますます増えていくことになることは間違いありません。

睡眠障害には遺伝要因と環境要因がある

遺伝要因の有無は、睡眠障害に関しても気になるところだと思います。

睡眠障害もまた、ほかの病気と同じように、同じ家系にだけ多く見られる睡眠障害は、遺伝要因が強く単一の遺伝子が関与している可能性があります。逆に、多くの人が発症する睡眠障害は、遺伝要因は低く環境要因のほうが大きいと言えます。また多くの人が発症する睡眠障害で遺伝負因が関与している場合、複数の遺伝子が関与している場合が多く、個々の遺伝子の関与は低いです。

たとえば、睡眠のリズムが乱れる障害に、睡眠相前進症候群という睡眠時間が前にずれて固定される病気があります。前にずれるのは非常に稀（まれ）で、そういう病気は遺伝要因が高くなります。睡眠障害全体からすれば、ごく少数です。

逆に、多くの人が悩む不眠症のような睡眠障害は、環境要因の影響が大きくなります。

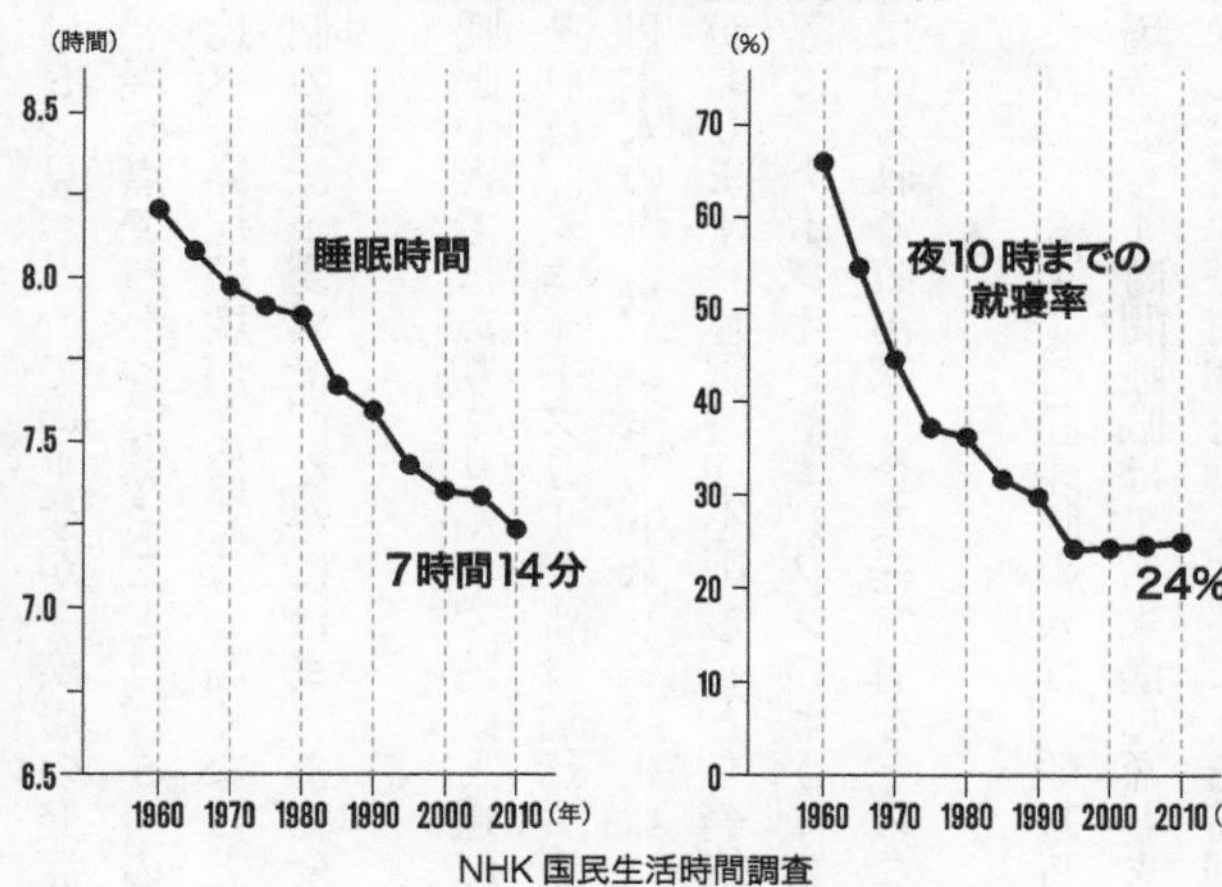

NHK国民生活時間調査

もちろん、環境要因が大きくても、遺伝子とまったく無関係というわけではありません。ただ、多くの人が発症する病気の場合、複数の遺伝子が影響している（多因子遺伝）ことが多く、その人の発症にどの遺伝子が関係しているのか特定するのがむずかしいのです。

多因子遺伝の疾患においても、「感受性遺伝子が発見された」と発表されることがあります。これは、複数ある遺伝子のひとつが発見されたということ。しかし、病気の発症にどう関与しているのか調べるのはそれからのことであって、もしかすると疾患の発症には直接関与していないかもしれません。

たとえば、むずむず脚症候群の感受性遺伝

子は5つ見つかっていますが、疾患の発症に関与しているかどうかはまだわかっていません。現時点でわかっていることは、5つの遺伝子に変異があると、まったく変異がない人と比べて発症頻度が8倍くらい高くなるということ。しかし、患者さんのほとんどが1~2個の遺伝子変異で、なかにはまったく変異がない人も存在します。

睡眠障害ではありませんが、睡眠と遺伝のことで伝えておきたいことがあります。

それは、ショートスリーパーは遺伝要素が大きいということです。

日本人の場合、ショートスリーパーには、どちらかというと「できる人」というイメージがあります。睡眠時間を削ることを美徳と捉える、日本人特有の価値観かもしれません。実際に、ナポレオンやエジソンのように3~4時間睡眠で成果を残した人もいるし、世界的に知られる政治家や企業経営者などのなかにもショートスリーパーの人は大勢います。

ただし、3~4時間睡眠の人は、睡眠時間の正規分布から見ると、ごくわずか。日本人の場合なら4時間睡眠は1%未満になります。希少だから価値があると思われるかもしれませんが、睡眠時間を短くすることを特別に意識することなく生活すると、短時間睡眠で平気な人はそれだけ少ないということが言えます。

いまでは、ショートスリーパーになるためのトレーニングもあるようですが、遺伝要素を持ち合わせていなければ、１～２時間短くするのが限界ではないでしょうか。双子を研究した結果によると、一卵性双生児で一方がショートスリーパーの場合、ちがう環境で生活していても、もう一方も睡眠時間が短かったというケースが多いといいます。

それが単一の遺伝子によるものなのか、複数なのかは、その家系によって異なりますが、睡眠時間の長短には遺伝的要素があると考えていいでしょう。

ちなみに、相対性理論のアインシュタイン博士は10時間以上のロングスリーパーだったそうです。また、テニスのロジャー・フェデラーや陸上のウサイン・ボルトも10時間以上眠るそうです。

近い将来、自分の眠りを測れるようになる

睡眠障害を客観的に判断する数値として医療機関が使っているのが、「睡眠ポリグラフ

検査」というものです。

体のあらゆるところにセンシング機器を装着し、脳波、眼球運動、心電図、筋電図、呼吸、動脈血中の酸素量などの生体活動や信号を測定します。ただし、データを取るのはひと晩だけ。それでは、正確なデータが取れるとは思えません。

睡眠専門医へ行くと、より長期間の情報を得るために、患者さんに「アクチグラフ（活動量計）」や、睡眠日誌をつけてもらいます。

それでも不十分なのですが、1泊2日の睡眠ポリグラフ検査を簡単に受けられるのは、実は保険制度が整備されている日本くらいなのです。アメリカでは、高価な機器を使うポリグラフ検査は誰もができるわけではありません。アメリカには国民皆保険制度がないため医療費が高額になるからです。ポリグラフのような特別な検査を受けられるのは、裕福な一部の人たちだけというのが実情です。

自分の睡眠周期やリズムを客観的に正確に知る方法を、もっとリーズナブルに提供できないか。睡眠障害が社会的な問題になってきているのですから、そう考えるのは当然の流れでしょう。

専門家からすると、精度は納得できるレベルではありませんが、身につけて使用するアクチグラフやスマートフォン用のアプリで睡眠活動を測定できるようになってきています。本当に正確なデータを取ることはできなくても、自分の睡眠の傾向を知る目安にはなるはずです。

アメリカでは睡眠学会が毎年開催されていますが、そこで発表されるセンシング用のデバイスの進化は驚くほど早い。それに比べて、日本は10年くらい遅れていると感じています。睡眠のデータは領域を超えて注目されていて、ヘルスケア関連の企業だけでなく、グーグルやアップルといった企業も参入してきています。おそらく、センシングによって収集される睡眠データに価値を見出(みいだ)しているのでしょう。

睡眠障害のなかには、自覚できるものと自覚できないものがあります。センシング技術が進化し、手軽に睡眠状態を把握できるようになれば、自覚できるものはより詳細にわかるようになり、自覚できなかったものにも気づけるようになるかもしれません。

かつて病院でなければ測れなかった血圧が、いまでは自宅で簡単に測れるようになったように、正確性に問題がまだあるとはいえ、スマホのアプリで自分の睡眠状態を知ることができる世の中になってきました。

あまり気にしすぎるのも良くない面もあるかと思いますが、しっかり寝ることが大事だと考えて、睡眠を気にかけられる世の中になり良かったと思っています。

第2章　睡眠障害と睡眠薬

睡眠を阻害する「5つのP」

睡眠障害のなかで、もっとも多いのは不眠症です。

しかし、不眠症の診断ほどむずかしいものもありません。なぜなら、眠れなくなる理由は、実に多種多様だからです。睡眠は英語で「フラジャイル＝壊れやすい、もろい」と表現されることがあるように、内的要因、外的要因、身体要因など、さまざまな影響を受け乱れやすいものなのです。

たとえば、部屋のなかが暑かったり、湿気が多かったり、寒かったりすると眠れません。体のどこかに痛みがあったり、違和感があったりしても眠れません。仕事のことで気になることがあったり、新しい環境での生活に緊張が続いたりしても眠れません。とにかく、眠れない理由を挙げると、きりがなくなってきます。

医学的に頻繁に使うものではないのですが、睡眠を阻害する要因を「５つのＰ」とまと

不眠の原因

5つのP

Physical
Pharmacological
Physiological
Psychiatric
Psychological

不眠症患者

**身体（痛み・頻尿）、
生理的・環境、薬剤、
アルコール等の原因除去**

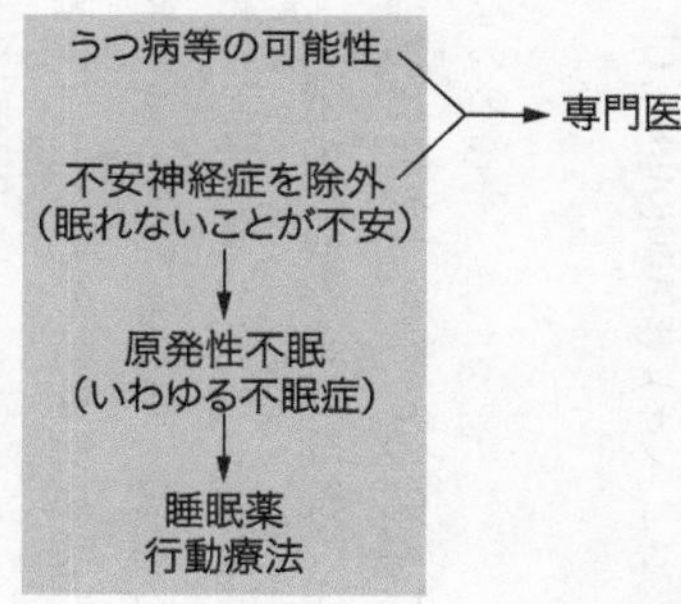

めることがあります。

最初のPは、「Physical（フィジカル）」。フィジカルとは身体的要因になります。痛みやしびれなど、体に感覚的な症状があると眠れませんから、原因となっている症状を治療するのがなにより大切。症状がなくなれば、不眠も消失します。

次は、「Pharmacological（ファーマコロジカル）」。ファーマコロジカルとは薬理学的要因になり、別の病気の治療薬が不眠をもたらすことがあります。降圧剤や甲状腺製剤、抗がん剤など、飲んでいる薬に睡眠を阻害する成分が入っていると眠れません。また、コーヒーや紅茶などに含まれるカフェイン、タバコに含まれるニコチンなどには覚醒（かくせい）作用があるため、摂取するタイミングによっては眠りを妨げることになります。

それから、「Physiological（フィジオロジカル）」。フィジオロジカルとは生理的要因になります。体温調節がうまくいかないと、やはり眠れなくなります。

そして、「Psychiatric（サイキアトリック）」。サイキアトリックとは精神医学的要因になります。睡眠障害は、多くの精神疾患で認められる症状です。単なる合併症というわけではなく、たとえばうつ病の場合は、ほかの症状より先に不眠が出現することが多いとされます。そのため、「眠れない」は、うつ病の発症や再発を予見する症状として注目されています。また、不眠の症状が長期間続くことで、うつ病になることもあります。

精神疾患の種類によって不眠との関連性はちがってきますが、眠れないのは精神疾患が原因かもしれないのです。

最後のPは、「Psychological（サイコロジカル）」。サイコロジカルとは心理学的要因で、眠れなくなると、眠れないことに不安を感じるようになる人もいます。睡眠に対して過度に反応することで、さらに眠れなくなることもあるのです。

不眠の原因はどこにあるのか

原因を特定するのが簡単ではない不眠症を、いかにして診断していくかですが、睡眠クリニックで不眠症を診断していくときに用いられるのは、「除外診断」です。

どうして眠れないのかを突き止めるために、原因と推測される要素をひとつずつ潰（つぶ）していきます。たとえば、「体のどこかに問題はありませんか？」「精神疾患はありませんか？」「寝室に聞こえてくる音はうるさくないですか？」など、眠れない要因を並べて確認していくのです。除外診断で原因を潰していっても、「それでも眠れない」と判断されたときに不眠症という診断になります。

診断方法としては原始的ですが、現段階では除外診断が適切な治療にたどり着く近道なのです。

不眠なのか、それとも過眠なのかを判別するのがむずかしいのも、不眠症の特徴でしょう。

不眠と過眠は表裏一体で、眠れない日が続けば日中に眠くなるし、日中に眠ることが多くなれば夜は眠れなくなります。どちらが根本的な原因なのかがわからなければ適切な治療をすることはできません。

患者さんが「昼間眠たい」という症状を訴えても、睡眠時無呼吸症候群による夜間の不眠が原因のときもあります。この際、昼間の眠気は2次性に生じたと解釈します。

同じ「昼間眠たい」と訴えても、ナルコレプシー等による原発性過眠が原因のときもあります。興味深いことに、ナルコレプシーでも夜間に不眠傾向になります。それから、睡眠中に体が動いてしまう病気（レム睡眠行動障害や周期性四肢運動障害など）の場合は、本人は睡眠障害を自覚できていないこともあります。

それでも患者さんの訴えは、「眠れない」。眠れない原因として考えられることについて詳しく聞いていって、可能性のない原因を一つひとつ除外していくことが大事なのです。

除外診断であらゆる原因を潰して、それでも原因がわからないと判断されたのが不眠症、むかしでいうと原発性不眠症です。

原発性不眠症とは、外的とか、身体的とかほかの要因ではない不眠症のことで、いわゆる心因性の不眠症のことで原因がわからないものを指します。

ただ、理由はよくわからないけど眠れないという症状は誰にでもあるし、眠ろうとするとかえって眠れないということはよくあります。そのため、不眠症の診断は、不眠が１カ月以上持続していることを目安としています。また、不眠状態が続いたことで体にだるさを感じるようになったり、意欲が低下するようになったりするなど生活の質が低下することも、診断理由のひとつになります。

日本人の不眠症の特徴のひとつは、「主観的睡眠不足感」といって、寝ているけれども目覚めたときのすっきり感がなくて「眠れていない」と訴えてくる人が多いことです。英語では「ミスパーセプション」と表現しますが、自分の状態を正しく把握できていないために、本当は寝ているのに寝ていないと訴えてくるのです。ただし、患者さんのミスパーセプションかどうかも本当のところはわかりません。

もしかしたらなんらかの原因があって、実際に睡眠不足感があるのかもしれません。感覚的に眠れていないなら、なんらかの正常でないことが体に起きている可能性は十分にあり得ます。特に自覚できない症状のときは、呼吸停止や不随意運動が起きるたびに覚醒反応も起きているはずですから、深い睡眠を阻害されている可能性があります。

そうなると、状態を正しく把握できていないのは患者さんではなく医師のほうで、医師のミスパーセプションになります。

不眠症を、表現型で分類していた時期もありました。

入眠困難、熟眠困難、中途覚醒、早朝覚醒という4つのタイプです。これらは、原因というよりも、「こういうタイプですよ」という分類です。

いままでも、「寝床に入ってから眠るまでに時間がかかっていませんか？」「朝起きたときに寝た気がしないと感じることはありませんか？」「睡眠中に何度も目が覚めたり、トイレに何回も行ったりすることはありませんか？」「予定の起床時間よりも早く目が覚めてしまうことはありませんか？」などと患者さんに質問することはありますが、それらの質問は除外診断のひとつに過ぎません。

ただ、早朝に目が覚めてしまう早朝覚醒は高齢の方に多く見られる傾向ですが、うつ病の特徴でもあるので、必ず聞くべき質問です。寝つきが悪いとか、寝ているときに何度も目が覚めるとか、ぐっすり眠れた感じがしないといっても、それが不眠の原因の特定に結びつくものではありません。

いまは原因に基づいた分類、それから病態生理に基づいた分類になってきているので、4つのタイプのいずれに当てはまるかを確認することさえ少なくなっています。

日本人を対象にした調査によると、5人にひとりが「睡眠で休養が取れていない」「何らかの不眠がある」と回答しています。加齢とともに不眠は増加しますが、60歳以上になると、約3人にひとりが睡眠問題で悩んでいるとされます。

眠れないなら、睡眠薬で眠らせるという乱暴な治療

眠れないといっても、原因は実にさまざまです。もちろん、その原因をしっかりと突き止めて、その病態に応じた治療ができれば最適な治療ということになります。しかし、睡

眠障害で多くの割合を占める不眠症についても、その機序が少しずつ解明されてきていますが、まだまだの段階と言っていいでしょう。

「眠れない」という症状の対処となると、原因がなんであれ「眠らせる」ことです。要するに、治療法として手っ取り早かったのが睡眠薬。いまだに睡眠薬は不眠症の治療における主流ですが、睡眠薬の種類は、睡眠研究が進むにつれて多様化してきています。

多様化してきたことがはっきりとわかるのは、「自分には効くけれど、ほかの人には全然効かない」という薬が出てきたことでしょう。病態がわかってくると、その病態にあった薬が処方されるので、効く人と効かない人がいるのは当然のこと。「新しい薬を飲んだけれど、全然眠れなかった」という人が多いのですが、それはダメなのではなく、薬が作用する箇所には問題がなかったということです。

薬というのは、本来そういうものです。Aという問題があるから、そのAという部分を正す。だから、Aという部分に問題がない人にとって効果がないのが、特異的な薬（特定の症状にだけ対応する薬）で、むしろ安全な薬なのです。

睡眠薬は大きくわけると2種類になります。

ひとつは、脳の活動全般を抑える薬。もうひとつは、不眠の原因と考えられる体内物質の分泌や伝達を調整する薬です。睡眠薬は、脳の活動全般を抑える薬が多く、いまでも医療機関で処方される睡眠薬の多くは、このタイプが該当します。

睡眠障害に対する関心が高まってきてから、「最近の睡眠薬は安全になった」という話を耳にすることもあります。初期の頃と比べるとたしかに安全になりましたが、脳の活動全般を抑えて眠らせるタイプの薬は、やはり「自然な眠り」とは言えません。

実際、睡眠薬を飲んだ後の睡眠中の脳波を周波数解析すると、自然な睡眠のときとはちがった波形が出てきます。深いノンレム睡眠が抑えられ、レム睡眠も短くなります。やはり、つくられた睡眠状態だというわけです。

欧米では、脳の活動全般を抑える鎮静型のタイプを「ノックダウン型」といって、服用に警鐘を鳴らし、処方されることが急激に少なくなってきています。実は、睡眠薬に関しては日本のほうが認識は甘く、わたしから見ると対策が遅れているように感じています。

睡眠薬初期　ノックダウン型睡眠薬

ここからは、睡眠薬の種類について、時系列で見ていくことにします。

睡眠薬として最初に登場したのは、「ノックダウン型」のバルビツール酸系。もともとは麻酔薬として開発されたものであるため、登場はレム睡眠発見以前の１８８２年のことになります。

脳の中枢神経に作用するため、「眠らせる」効果は強力でしたが、有効な治療容量の幅が非常に狭く、効かせようと少しでも量を増やすと呼吸が止まるなどの副作用が起きていました。２～３倍の容量を入れると死ぬ可能性があり、しばしば自殺に使われることもあったほどです。

非常に危険な薬だったこともあって、やがて世界中でほとんど使われなくなってしまいます。

次に登場したのも、「ノックダウン型」のベンゾジアゼピン系の薬。

ベンゾジアゼピン系は、脳神経の興奮を抑える働きをしているＧＡＢＡに作用する薬で

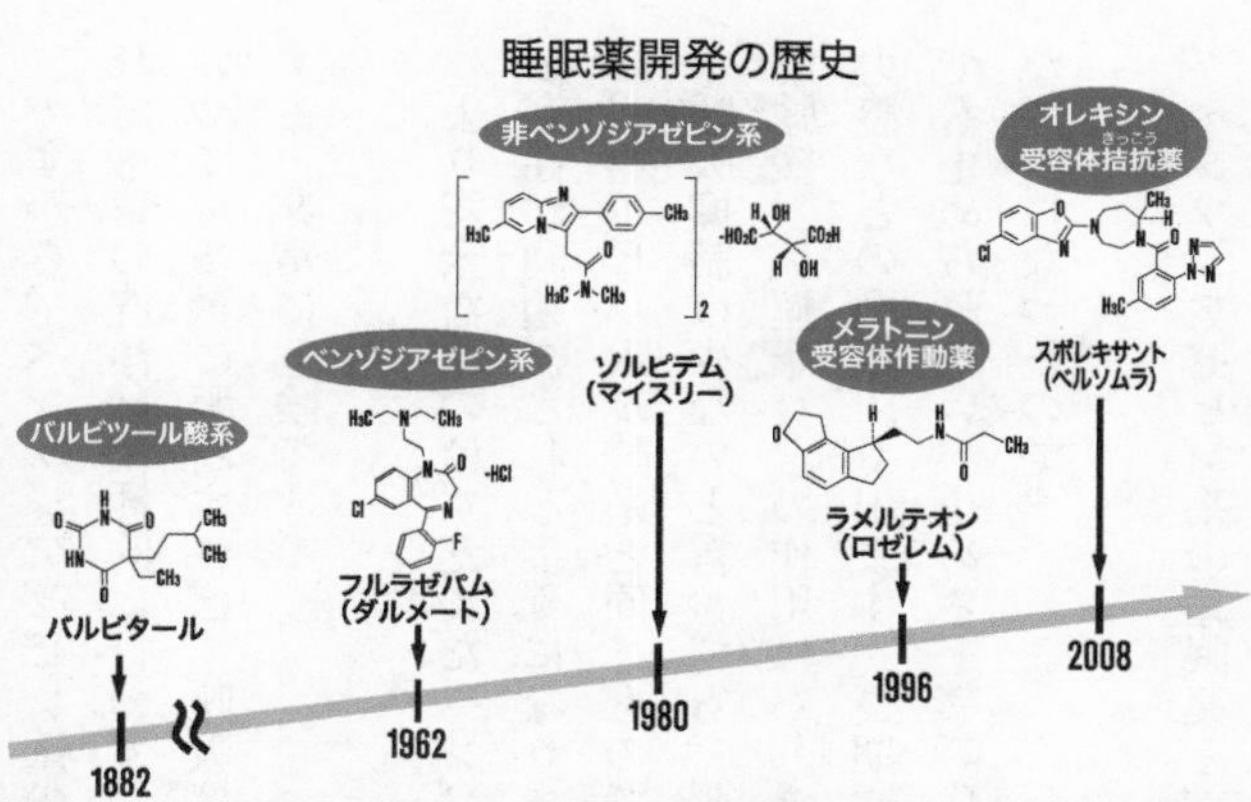

Nishino, S., et al., Sedative-hypnotics, in The American Psychiatric Association publishing Textbook of Psychopharmacology, 5 th Edition, A.F. Schatzberg and C.B. Nemeroff, Editors. 2017, American Psychiatric Association publishing Arlington, VA. p.1051-1082.

す。そのため、作用を強めると脳に強い鎮静効果が現れるようになります。脳の活動全般を抑える薬になるので、やはり自然な眠りをつくる薬とは言えません。

ベンゾジアゼピン系が登場したのは1930年代のことでした。最初は抗不安薬として開発され、睡眠薬として使われるようになるのは1960年代からです。

バルビツール酸系と比べると、ベンゾジアゼピン系は安全が売りでした。

安全と言えたのは、自殺目的で飲んでも死なない薬だと思われていたからです。ベンゾジアゼピン系は、体に入れても呼吸抑制の少ない薬でした。

ですから、ベンゾジアゼピン系の薬だけを飲んでいる人は、自殺をして病院に運び込まれても胃の洗浄は積極的に行わず、救急外来で呼吸管理を行います。呼吸抑制が少ないといっても多量に服用すれば、呼吸は止まりますし、他の抗精神病薬や、アルコールと併用すると非常に危険です。

より安全な薬のはずだったベンゾジアゼピン系でしたが、一般に浸透してくると、その依存性が問題視されるようになります。飲みはじめると止められなくなるという身体依存は、バルビツール酸系と同じものでした。

呼吸抑制は少ないと言っても、脳全体を鎮静化する薬なので、抗不安作用だけではなく、筋弛緩（しかん）、抗痙攣（けいれん）などの作用はあります。鎮静作用によって、記憶障害や軽い意識障害、脱力感などの副作用も出ます。長期連続使用すれば、体にダメージを受けるのは必然。それでも止められない、止めると禁断症状が出る、眠れなくなる、不安になるというのが大きな問題になったのです。

ベンゾジアゼピン系の睡眠薬と言えば、アメリカのアップジョン社が開発した「ハルシオン」が有名でしょう。「目覚めのハルシオン」というキャッチフレーズとともに、爆発的に売れた商品です。

ハルシオンは、ベンゾジアゼピン系が普及しはじめたときに指摘された「薬が翌日に残る」という課題を解決する画期的なものでした。薬の成分の血中濃度が半減するまでの時間を「半減期」といい、薬が作用する時間の目安になります。つまり、半減期を長くすれば長時間作用に、短くすれば短時間作用にすることができるのです。ベンゾジアゼピン系が最初にもてはやされたのは、長時間ぐっすり眠れることでした。眠れない人にとっては非常にうれしいことですが、問題は次の日まで作用が残ることでした。

ハルシオンは、世の中のニーズに応えてつくられた、短時間作用型の薬です。発売された頃は、即効性はあるし、次の日にも残らないことで大変に好評を博します。しかし、短時間作用型の睡眠薬には、新たな問題がありました。

短時間作用型にすると、どうしても血中濃度を急激に上げ、すぐに下がるようにしなければなりません。そうなると、せん妄に近い意識混濁、問題行動などが起きるようになったのです。また翌日への持ち越しはなくなったのですが、薬を飲まないと寝られないというたいわゆる反跳性の不眠が出現しました。現在では、ハルシオンの使用が禁止されている国もあれば、処方しても1〜2週間だけという期限を決められている国もあります。

ところが日本では、いまだにふつうに処方されています。


ベンゾジアゼピン系の薬を簡単に処方する日本ですが、世界的には使用頻度が減少しています。２０１１年のベンゾジアゼピン系の薬量統計によると、世界1位はベルギーで、日本は第2位。日本で開発されたベンゾジアゼピン系とほぼ同じ作用がある「デパス」という薬を加算すると、世界一になるのではないでしょうか。

睡眠薬の処方率は、加齢とともに高くなります。高齢者が筋弛緩作用のあるベンゾジアゼピン系の睡眠薬を飲むと、通常以上に体を支えることができず、ふらついて骨折するなどということも十分に考えられます。

ベンゾジアゼピン系の薬の処方に配慮がない状況は、はたして高齢化社会を意識したものと言えるでしょうか。


ベンゾジアゼピン系には、副作用を少なくできないかというニーズに応えて開発された、非ベンゾジアゼピン系という薬もあります。たしかに、筋弛緩や記憶障害などの副作用は

ベンゾジアゼピン系睡眠鎮静剤消費量（2011年）
（国際麻薬統制委員会）

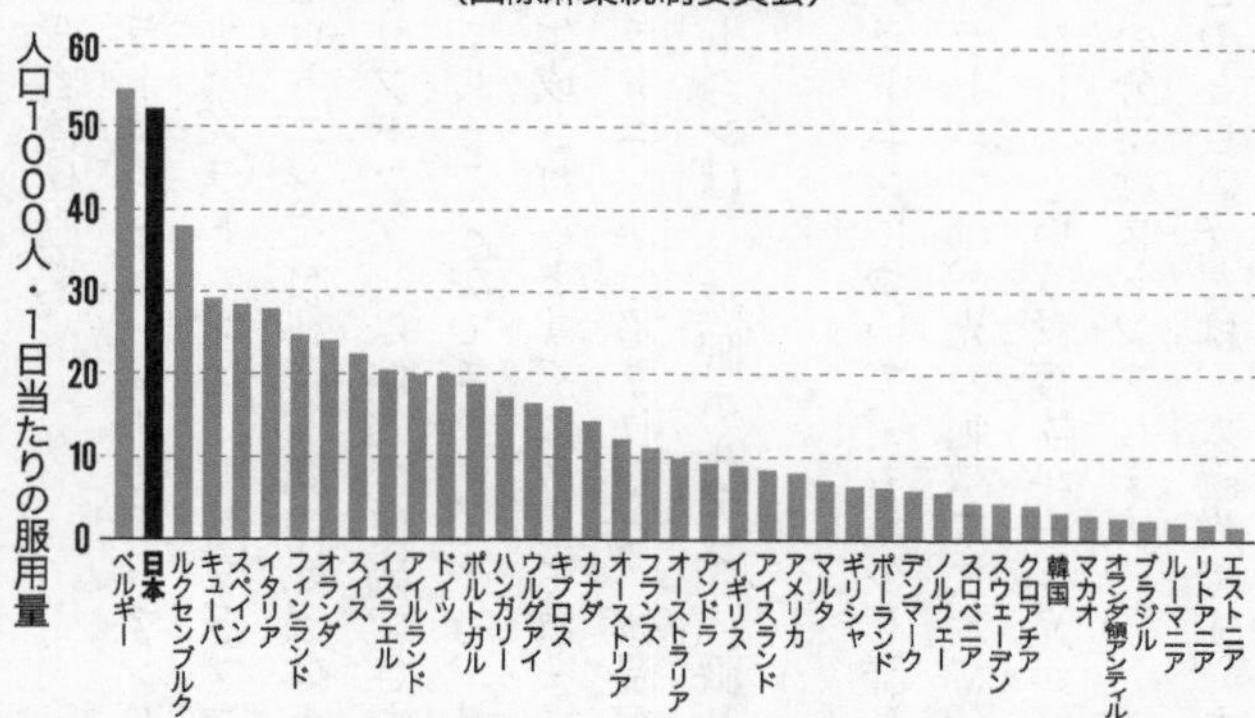

Psychotropic Substances: Statistics for 2011; Assessments of Annual Medical and Scientific Requirements for Substances in Schedules Ⅱ, Ⅲ and Ⅳ of the Convention on Psychotropic Substances of 1971(E/INCB/2012/3)

抑えられていますが、薬の作用機序はベンゾジアゼピン系とほぼ同じです。

脳の活動全般を低下させるもので、不眠の原因を解消するものではありません。

新しい睡眠薬1　メラトニン受容体作動薬

バルビツール酸系やベンゾジアゼピン系とはまったく異なる仕組みの薬が登場するのは、1990年代の後半になってからです。不眠の原因と考えられる体内物質の分泌や伝達を調整することで、自然の眠りをつくるタイプの薬です。

その新しいタイプの薬のひとつが、メラト

ニン受容体作動薬。

メラトニンとは、サーカディアンリズムにおける光との関係で重要な役割を担うホルモンです。メラトニンは、トリプトファンという必須アミノ酸から合成される神経伝達物質のセロトニンを材料に、脳の松果体という部位で合成されます。

トリプトファンは体内で生成できないため食事から摂る必要がありますが、腸管や脳に蓄えておくことができます。一方、メラトニンは松果体内に蓄えておくことができないため、生成されるとすぐに放出されます。

メラトニンが分泌されると、体温が下がり、眠るための準備が整えられます。そのため、メラトニンは、「睡眠ホルモン」「眠りのホルモン」などと呼ばれることもあります。

メラトニンについて、もう少し詳しく書いていきます。

メラトニンは、光の刺激によって分泌が抑制されます。朝になって、網膜にある「メラノプシン」という受容体から「光が届いた」という情報が松果体に伝達されると、メラトニンの分泌はストップします。

このときの光とは、太陽光です。ただし、空に太陽が見える晴天である必要はありません。ここでの太陽光の役割は、朝に陽が昇り、陽が沈んだら暗くなるという昼夜の区別を体に伝えることです。

余談になりますが、昔はサーカディアンリズムに影響を与えるのは太陽光でしたが、人工的な光ももちろん影響します。照度や照射時間にもよりますが、夜間に強い光を浴びると、メラトニンの合成を阻害することがはっきりしてきたのです。

メラトニンの説明が長くなりましたが、このメラトニンが正常に分泌されなくなると眠る準備が整わないため、不眠の症状が現れるようになります。

そこで、脳の視床下部にあり、生体リズムを司る視交叉上核にあるメラトニン受容体を刺激することでメラトニンの神経伝達を促す。それが、メラトニン受容体作動薬なのです。武田薬品工業が開発した「ロゼレム」という商品は、２０１０年に処方薬として承認されています。

ベンゾジアゼピン系との大きなちがいは、記憶障害や筋弛緩などの副作用が少ないこと。また、長く飲み続けても依存性が出ないことです。

実は、アメリカでは、メラトニンはサプリメントとしてドラッグストアなどで市販されています。それらは、処方箋がなくても買えます。もともと動物実験で、メラトニンを摂ると眠れることがわかっていたからです。種類も植物性由来、動物性由来など豊富にあり、誰でも気軽に利用しています。

しかし、日本ではまだ、メラトニンのサプリメントは認可されていません。武田薬品工業の「ロゼレム」も、アメリカではサプリメントですが、日本では医薬品扱いになっています。

メラトニン受容体作動薬の副作用については、まだわからないことが多いのですが、末梢に作用すると、生殖機能、炎症促進作用、細胞増殖に影響を与える可能性が指摘されています。フランス食品環境労働衛生安全庁は、副作用が懸念される人は摂取しないよう忠告を出しています。ちなみに、実験用マウスは、自然の変異でメラトニンが産生できない種類が多いです。その利点としてメラトニンが産生しないと早熟で継代が早いといわれています。ヒトでも小児でのメラトニン投与が初潮を遅らせることが報告されており、メラトニンが性徴を抑えることは間違いなく、その為、小児には使用の制限があります。

個人的な見解ですが、「ロゼレム」は中枢のメラトニン受容体に作用し、末梢への副作用がない可能性があることを考えると、もっと使用されてもいい薬だと思っています。しかし日本では、処方してもらえなければ買えません。

あまり効かないという人もいるようですが、それは逆に安全な薬であるという証明なのです。メラトニン分泌に問題がない人であれば、効かなくてあたりまえなのですから。

新しい睡眠薬2　オレキシン受容体拮抗薬

もうひとつ、新しい薬があります。オレキシンの受容体拮抗薬です。睡眠薬としては、もっとも新しい薬と認知されています。

機序を簡単に説明すると、ひと晩だけナルコレプシーをつくる薬です。

ナルコレプシーは、十分に睡眠を取っていても、日中、突然、まるで失神するかのように眠りに落ちてしまう病気です。第3章で詳細は説明しますが、ナルコレプシーはわたしの専門領域です。

突然の寝落ちを避けられないのは、視床下部にあるオレキシン神経細胞が後天的に脱落し、オレキシンの神経伝達が機能せず、正常な覚醒を維持できなくなるから。先述したように、覚醒に関与している神経伝達物質にはノルアドレナリン、アドレナリン、ヒスタミン、セロトニン、ドーパミン、アセチルコリンなど複数あります。それらの覚醒システムを制御している大本がオレキシンですから、機能不全に陥れば、覚醒状態を維持できません。

つまり、オレキシンの働きを弱めるような薬を開発すれば、眠気が出てくるということです。

といっても、最初から不眠症の治療薬として開発がはじめられたわけではありませんでした。ナルコレプシーはオレキシンを投与すると治療できる可能性があったので、もともとはオレキシン受容体作動薬の開発を目的としていたのです。

しかし、作動薬の開発は難航します。オレキシンを入れたらいいということですが、口から入れると、オレキシンは分子量が３５００くらいあるペプチドなので、脳に到達しにくく分解されてしまいます。２００ぐらいの低分子の化合物が開発できればよかったのですが、ナルコレプシーは発症率の低い病気であることが災いしました。ナルコレプシーは２０００人にひとりくらいの病気です。つまり、２０００人にひとりの病気では、売り上げがあまり見込めず大きなビジネスに発展しません。ですから、製薬会社も積極的になれないわけです。

そこで方向転換し、不眠症の治療薬——要するに、オレキシンの働きを抑えるオレキシン受容体拮抗薬の開発がはじまります。

それがアメリカのメルク社（日本法人ＭＳＤ）が開発した、「ベルソムラ」という商品です。日本では、２０１４年に承認された医師処方薬です。

オレキシン受容体拮抗薬は、ベンゾジアゼピン系のように脳の活動全般を低下させる「ノックダウン型」ではないので、メラトニン受容体作動薬と同じように、睡眠中の脳波も自然なかたちになります。

オレキシン受容体拮抗薬の動物実験で非常に興味深かったのは、その薬を寝ている時期の動物に投与しても、それ以上は寝ないということでした。つまり、オレキシンが体で分

オレキシンが統合する睡眠・覚醒調整機構

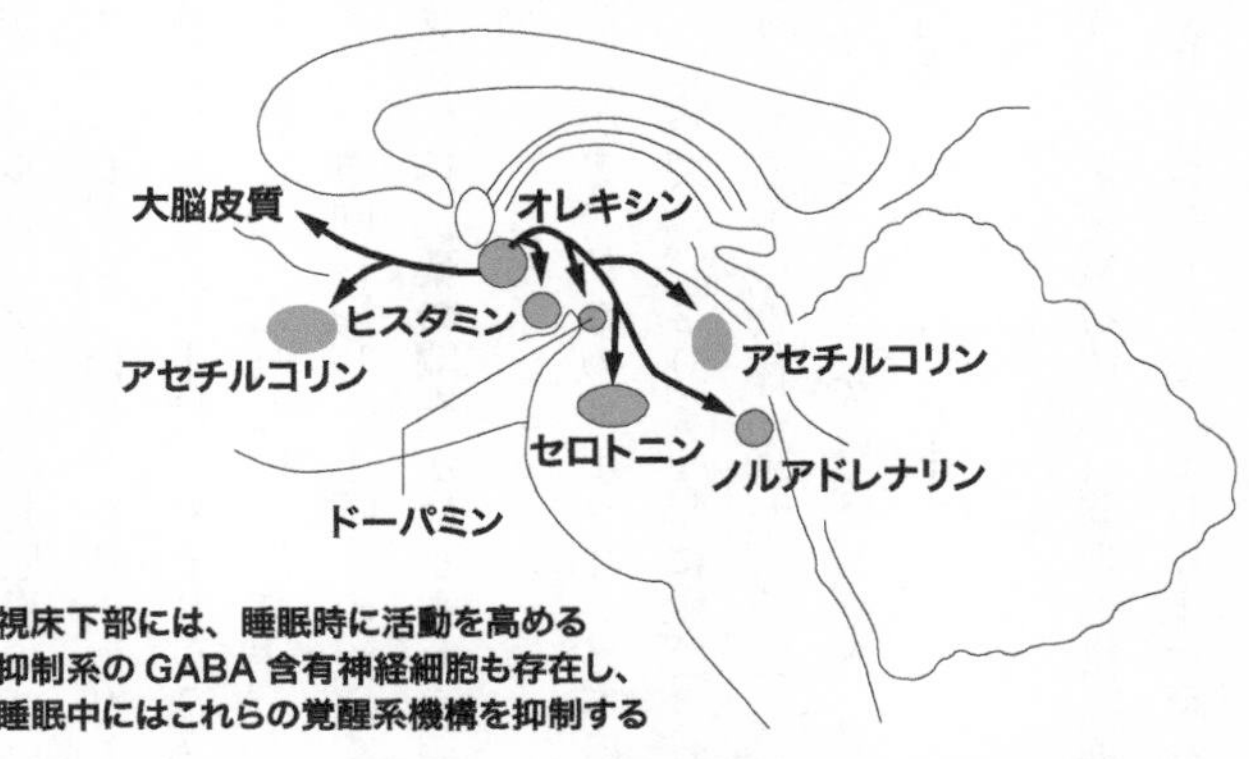

西野精治「小児睡眠関連疾患診療のために必要な睡眠の神経生理・神経解剖の基礎知識」『日常診療における子どもの睡眠障害』谷池雅子（編）2015、診断と治療社、p.144-160.

泌されているときにはその作用を阻害し寝るように仕向けますが、十分に寝ているときは、それ以上は阻害しないということです。

このことから、不眠症の一部の人は、オレキシンが過剰に働いていることで過緊張や過覚醒が起き、眠れない人もいるのではないかと推測できます。

副作用に関しては、はっきりしたことはわかっていませんが、現在のところ、ナルコレプシーでみられる情動脱力発作などの困った症状が生じたという報告はありません。また薬効としてオレキシンの覚醒作用に拮抗することを考えると依存性はないと考えられます。

オレキシン受容体拮抗薬は
睡眠構築や脳波スペクトルに対し影響を与えない

マイスリー

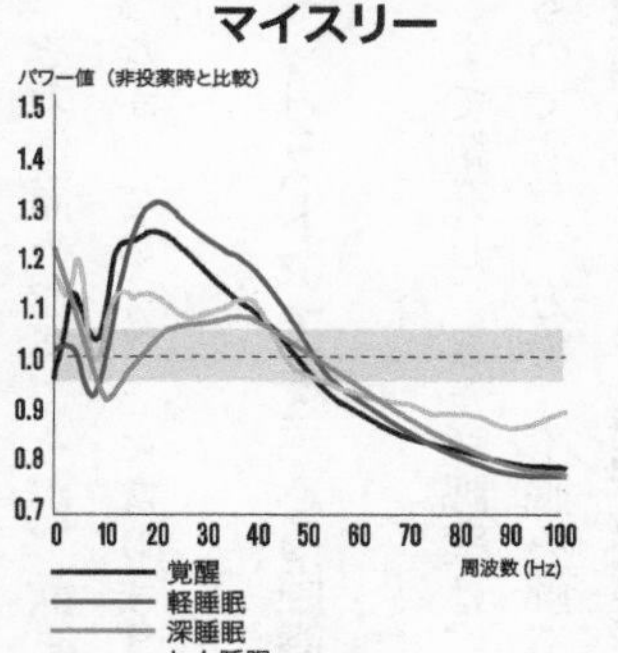

オレキシン受容体拮抗薬

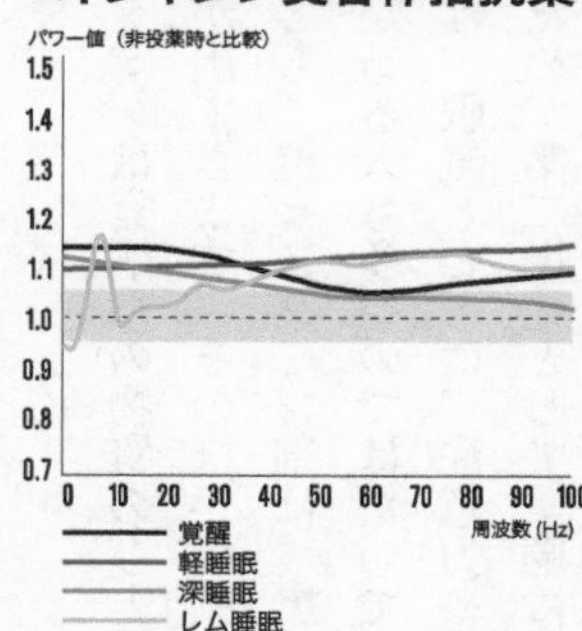

Fox, S.V., et al., Quantitative electroencephalography within sleep/wake states differentiates $GABA_A$ modulators eszopiclone and zolpidem from dual orexin receptor antagonists in rats. Neuropsychopharmacology, 2013. 38〔12〕:p2401-8.

睡眠薬を時系列に振り返ってきましたが、安全な薬になってきたとはいえ、いずれも不眠症を根本的に治しているわけではなくて、症状を抑えているに過ぎません。「眠れないなら睡眠薬で眠らせてしまえ」ということなのですが、眠れなくて困っていた人は、眠れたら満足することが多いのも事実。

そして、結局いろいろな薬が開発されても、目覚めがよくないとダメだということです。「薬が効いてよく眠れていましたよ」と言っても、目覚めが悪いと「この薬はよくないな」というケースはよくあることです。

そこに乖離（かいり）があるのは間違いありません。ですから、処方する側は、本当に薬の作用で眠れたのかを見極めることが重要になってきます。その見極め作業こそが、飲まないと眠れないという常用性にストップをかけることにもつながっていくことになります。

ドラッグストアで手に入る睡眠改善薬

ここまで紹介してきた睡眠薬は、日本の場合、医師から処方してもらえないと服用できないものです。一方で、不眠を解消する薬としては、薬局やドラッグストアなどで手に入る市販薬もあります。「睡眠改善薬」と記されている商品で、その多くは抗ヒスタミン剤になります。

ヒスタミンは覚醒系の物質のひとつで、ヒスタミンの受容体を抑制すると、副作用として眠気が出てきます。そのほかの副作用としては、注意力が低下したり、ぼーっとしたりすることも。抗ヒスタミン剤は、アレルギー治療薬や風邪薬にも含まれているので、飲んだことがある人も多いのではないでしょうか。

最近は、眠気とともに、注意力や集中力にも影響をおよぼすことも問題視されるようになったため、第二世代として、脳に移行しにくいタイプのものが開発されています。しかし、睡眠薬として使っている人たちからすると、第一世代より逆に眠気が出ないこともあって、第一世代の抗ヒスタミン剤がいまでも睡眠薬として販売されています。

睡眠に効果のあるサプリメントとして、効果がある程度検証できているものを挙げるとしたら、アミノ酸のグリシンが成分の味の素の「グリナ」でしょう。グリシンは体内でも合成できるアミノ酸で、深部体温を下げる働きがあります。

グリシンを摂ったからといって睡眠薬服用時のように眠くなるわけではありませんが、知らない場所へ行って泊まるとか、いつもとちがう環境で寝ないといけないというときに、緊張感を緩め、体温調節を整えてくれる効果は期待できます。

わたしたちが行った動物実験ですが、マウスを新しいケージに移した際に、新規環境に慣れるまで寝ないのですが、その状況下（急性不眠モデル）でグリシンが入眠を促進したことを確認しています。

グリシンは深部体温を下げるので、時差ぼけの際、現地での夜の就寝時に入眠促進を期待し服用するのも一案です。

グリナ以外で科学的に検証されたサプリメントとしては、ライオンの「グッスミン 酵母のちから」もあります。睡眠促進の神経伝達物質のひとつであるアデノシンの受容体を刺激して、眠りやすくすると考えられています。

アデノシンは、眠くなると脳内での濃度が上がります。そのアデノシンの分泌をブロックするのがカフェイン。コーヒーを飲むと眠気が消えるのは、カフェインがアデノシンの働きを抑制するからなのです。グッスミンは、逆に、アデノシンの働きをよくする薬です。

薬に頼らない認知行動療法

不眠を解消する方法として、睡眠薬以外には、認知行動療法という薬を使わない方法を用いることがあります。これは、不眠症だけではなく、うつ病などの精神疾患にも用いられる方法です。

眠れないのには、心理的な要素も大きく影響します。

眠れない日が続くと「また今夜も眠れないのではないか……」と不安になり、「早く眠らなければ」と焦れば焦るほど、どんどん目が冴えてしまう。不眠症の人たちに共通するのは、眠れないことへの極度の不安なのです。

一過性だったはずの不眠が慢性化して不眠症になるのは、その背景に不眠に対する恐怖があります。不眠が続くうちに寝室に向かうだけで緊張してきたり、夜を迎えるのが憂鬱になってきたり……。神経質な人ほど、睡眠のことを考えれば考えるほど眠れなくなっていきます。

そういうときは、「いつかは眠くなるのだから、眠くなるまで待つか」くらいに思ったほうが眠れたりするものです。実際、眠れないのに無理に寝床にいるとより不安が増し、不眠が悪化することが研究からわかっています。

また、そういう人に対して、極端な場合は逆に、「寝なくて死んだ人はいません」とか、「心配しなくてもいいです」などと言ってあげたほうが、気がらくになる場合もあります。

気持ちの持ち方ひとつで、不眠が解消するのはよくあること。

たとえば、睡眠薬を処方された人は、薬を飲んだというだけで安心して眠れることがあります。実は、薬効がまるでない薬でも眠れるときがあるのです。「プラセボ効果」とか

「偽薬効果」とか言われるものですが、不眠やうつなど、症状が患者の主観に左右されるものには効果が高いとされています。

不眠は心理的な要素が大きいということを前提に、心理的アプローチから解消できるのではないかと考えられているのが「認知行動療法」です。薬を使わずに不眠症を治せれば、副作用の心配すら不要です。

認知行動療法の最初のステップは、睡眠に対する正しい知識を身につけること。まずは、睡眠と覚醒はどういうふうに調節されているのか、睡眠の仕組みはどうなっているのか、正常な睡眠と不眠のちがいなどを知ることが最初の段階です。それから、自分の睡眠パターンはどうなっているのかとか、問題点はどこにあるのかとか、眠れないとはそもそもどういうことなのか客観的に知ることが大切になります。

次のステップは、具体的な行動をつくること。睡眠の知識を得て、自分の行動パターンがわかったら、眠りやすくなるための具体的な行動を考え、実行していきます。

たとえば、いつもお風呂(ふろ)に入ってから寝ようと思っていたけど、入浴後すぐに体温は下がらないから、もう少し時間を早めて入るようにしよう。寝床に本を持っていくと、２～３時間ものあいだ熱心に読んでしまうことがあるので、寝室には本を持ち込まないようにしよう。そのようにして、睡眠にとっての悪い習慣を排除していくのです。これが、認知行動療法です。

すでに認知行動療法はアメリカでは盛んに行われていて、メリットが大きいのも魅力です。

まずなにより、副作用がありません。それから、お金もあまりかかりません。最初のカウンセリングには費用がかかるにせよ、自分で実践するようになれば追加費用は不要です。もちろん薬代もかからないし、不眠が解消すれば、医者にかかることもなくなります。そして、途中でやめたとしても、症状が急に悪くなることもないでしょう。

問題点があるとしたら、日本の場合だと専門家が少ないことが挙げられます。付け加えると、不眠症の認知行動療法は、まだ保険適用外のため、保険適用診療と比べるとカウンセリング等の費用が初期に自費でかかります。

不眠を解消するには、「眠れないから眠らせてくれ」と無理やり眠ろうとするよりも、眠れるように生活を改善することがなにより大事です。睡眠障害が生活習慣病と言われるのは、眠れなくなったことも、眠れるようになることも、生活習慣が背景にあるからです。生活を改善するには、認知行動療法はひとつの有効な方法だと思います。

第3章 「日中眠くなる」という睡眠障害

睡眠不足による過眠と機能障害による過眠

不眠と過眠は表裏一体なものです。

夜に眠れない日が続くから、昼間に眠くなります。逆に、昼間に居眠りすることが多くなれば、夜に眠れなくなります。

しかし、過眠症の患者さんの主訴は「日中眠くなる」というものが大半であって、その本当の症状を知ることは簡単なことではありません。

不眠症と同じように、除外診断で考えられる原因を一つひとつ潰(つぶ)していかなければ、本当に眠くなる理由を突き止めることはできないのです。

過眠症は、「夜に十分に睡眠を取っているのに昼間の眠気が強く、起きていられない状態が続く」症状です。

健康な人でも睡眠不足が続くと、昼間に強い眠気が出現することがあります。打ち合わせをしているときや、取引先との商談中に、意識が飛んでハッとしたことがありませんか？　ほんの数秒ですが、こうした瞬間的に意識脱落状態になることを「マイクロスリープ」と言います。

ほんの数秒ならまだいいのですが、なかには眠気が強過ぎて、起きていられない状態になることも。それが、過眠症です。過眠症になると、仕事や勉強に支障をきたすだけでなく、自動車を運転していたり、産業機械を操作していたりすると、大きな事故を招くリスクが高まります。

過眠を引き起こす睡眠障害は、大きく2種類にわかれます。

ひとつは、慢性の睡眠不足を招くことで昼間に強烈な眠気をもたらす病気。睡眠中に起こる症状のため、なかには自覚できないものもあります。もうひとつは、脳の睡眠・覚醒（かくせい）を調節する機能がうまく働かず、日中に強い眠気が出現する病気です。難しい言葉では、原発性中枢性過眠症となります。

前者の病気としては、睡眠中に呼吸が止まる睡眠時無呼吸症候群、就寝時に脚に不快な感覚が続くむずむず脚症候群（レストレスレッグス症候群）、夢に合わせて体が動くレム睡眠行動障害などが挙げられます。
後者の病気は、突然眠ってしまうナルコレプシー。わたしが長年にわたり研究を続けている睡眠障害です。

呼吸停止に気づかない睡眠時無呼吸症候群

近年、睡眠障害の話で必ず取り上げられるのが睡眠時無呼吸症候群です。日本の睡眠専門のクリニックを訪れる患者さんの7～8割もが、睡眠時無呼吸症候群だとされます。医療機関にかかっていない潜在的な患者を含めると、300万人以上の人が治療を必要としているのではないかと推測されるほどです。

睡眠時無呼吸症候群は、寝ているときに、ときどき呼吸が止まる病気で、呼吸が停止するたびに覚醒反応が起きています。睡眠時無呼吸症候群が問題なのは、本人に呼吸が止まっているという自覚がないのが多いことでしょう。もちろん、何度も覚醒していることにも気づいていません。

ナルコレプシーの情動脱力発作

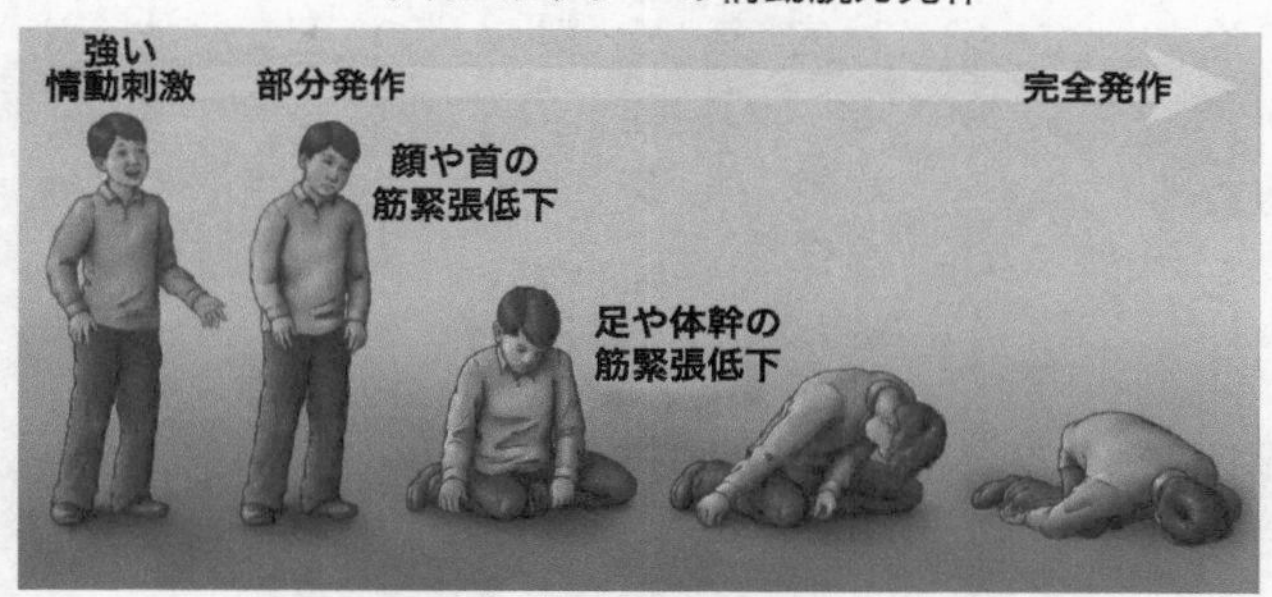

Scamell, TE, Narcolepsy, N Engl JMed, 373, 27, 2015より改変

イヌ・ナルコレプシーの情動脱力発作（給餌で誘発）

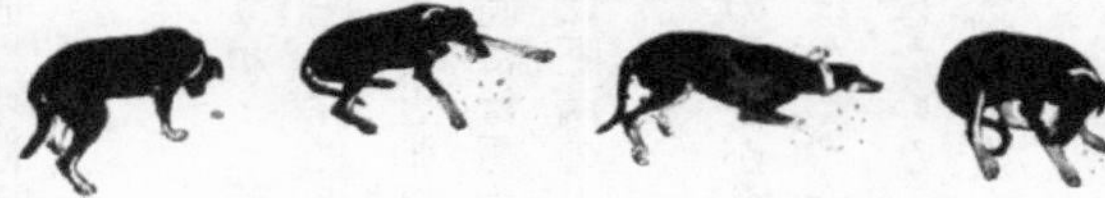

夜間に何度も覚醒すれば深い睡眠を得ることができないので、慢性睡眠不足に陥り、日中に眠気が出現するようになります。

睡眠時無呼吸症候群の症状を具体的に解説すると、まず無呼吸状態とは、10秒の呼吸停止のことを言います。これを1回とカウントし、呼吸が止まらない「低呼吸」も含めて、1時間に何回の停止があるかで診断します。

1時間に5～15回くらいだと軽症。15回以上になると中等度の睡眠障害と診断され、治療の必要性が出てきます。

1時間に15回ということは、単純計算すると4分に1回は呼吸が止まるということ。症状が悪化している場合は、1分に1回止まる人もいるほどです。そのたびに睡眠が中断されるわけですから、十分な睡眠が取れるはずもありません。

どうして呼吸が止まるのでしょうか？　睡眠時無呼吸症候群の呼吸停止の多くは、中枢性の問題からくるものではなく、閉塞性によるものと考えられています。

わたしたちの体は、睡眠状態に入ると弛緩、脱力します。気道や舌周辺の筋肉も脱力して緩みます。特にあお向けに寝た時には重力で舌が落ち込み、狭くなった気道を塞いでしまうのです。睡眠時無呼吸症候群に肥満の人が多いのは、首まわりに脂肪が沈着することで気道を狭くしてしまうからです。

実際、欧米では患者に肥満気味の男性が多いという報告があります。

日本では肥満気味の人ばかりではなく、女性でも、子どもでも発症しています。これは、アジア系人種特有の骨格が原因ではないかとされています。下顎が欧米人より小さく奥まっているため、骨格的にもともと気道が狭くなっているのです。

治療しないと死期を早める睡眠時無呼吸症候群

睡眠時無呼吸症候群の問題は、日中の眠気が頻発するようになるまで気づかないケースが多いことです。睡眠中に、何度も呼吸が止まっているのに自分では気づきません。気づけるのは、同じ部屋で寝ている人に限られてきます。

中等度以上なら4分に1回の呼吸停止ですから、10分くらい見ていたらわかるはずです。はじめてその様子を見るときは、呼吸が止まったり、呼吸を再開するときのあえぐような姿に心配になると思います。

いびきが睡眠時無呼吸症候群の危険信号だと言われますが、いびきをかくからといって無呼吸になるわけではありません。呼吸が止まらないいびきなら、あまり問題ないと考えていいでしょう。いびきが気になるなら、血中の酸素飽和度を調べれば、危険なのかどうかおおまかにわかります。

「パルスオキシメーター」という専用の機器を使えば、誰にでも調べられます。酸素飽和度の低下がなければ、問題ないと捉えて構いません。パルスオキシメーターはインターネットなどでも簡単に買えるものなので、いびきが気になっている人は、いちど試してみてもいいでしょう。ただし、昼間の眠気が継続して続く場合は、睡眠医療専門医に相談することをおすすめします。また、パルスオキシメーターの測定値の解釈にも専門的な知識が必要です。

睡眠時無呼吸症候群は閉塞性のものと考えられているため、基本は呼吸を維持する治療になります。

軽症の場合は、マウスピースを装着して下顎を前に出し気道を広げることがあります。中等度以上になると、CPAP（シーパップ、経鼻的持続陽圧呼吸療法）を用います。睡眠時に酸素マスクを装着し、空気を鼻から気道に送り込むことで無呼吸状態を防ぐものです。ただし、CPAPは呼吸状態を改善させて睡眠の質を向上させるもので、睡眠時無呼吸症候群の原因を治すわけではありません。

睡眠時無呼吸症候群が社会的に注目されているのは、昼間に眠気が出現するだけではないからです。

睡眠中に長時間の酸欠状態が続くことで交感神経活動が活発になり、高血圧が引き起こ

睡眠時無呼吸症候群の治療効果

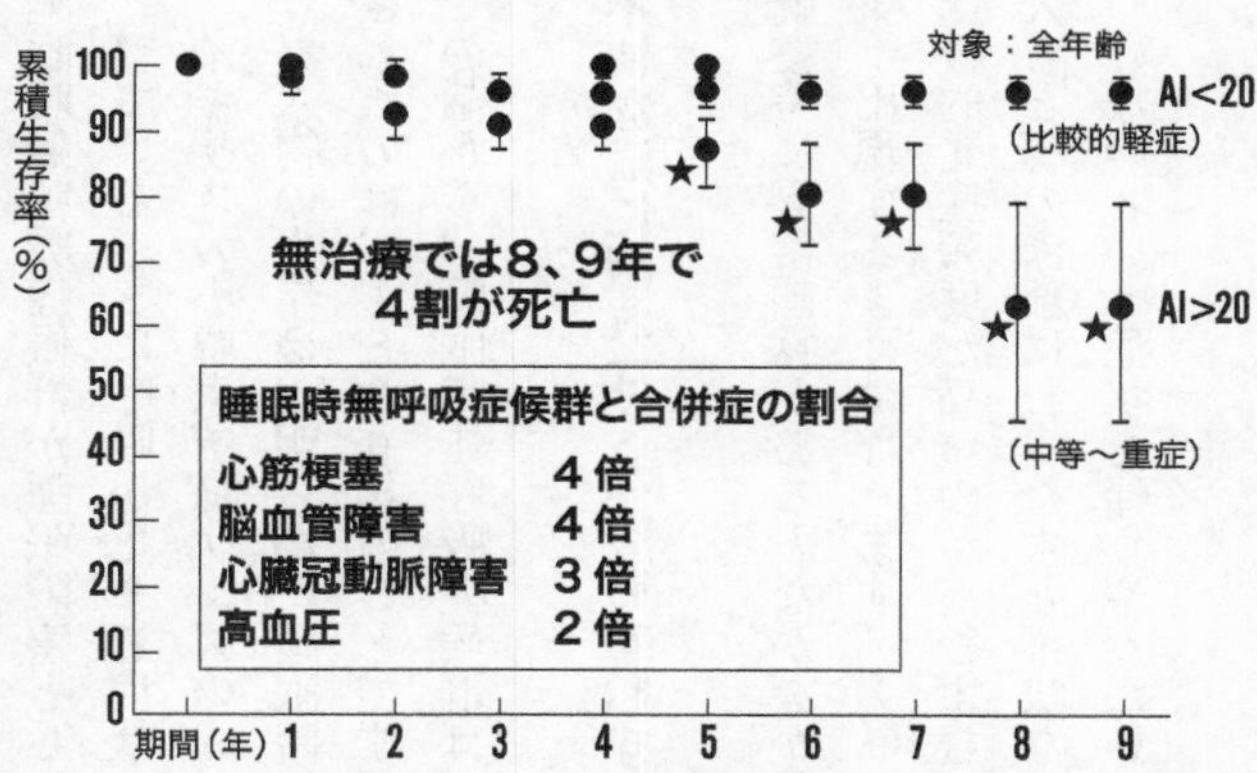

He, J., et al., Mortality and apnea index in obstructive sleep apnea. Experience in 385 male patients. Chest, 1988. 94〔1〕:p.9-14.

されたり、動脈硬化が進行して心筋梗塞（こうそく）や脳梗塞、脳出血を起こしやすくなったりします。また、無呼吸状態から呼吸が再開するとき覚醒反応を引き起こし、これら一連の障害が代謝異常につながり、糖尿病のリスクを高めるとも言われています。途中覚醒が頻繁に起きて睡眠周期が乱れると、自律神経やホルモン、免疫などの乱れも引き起こされます。

そのため、中等度以上の睡眠時無呼吸症候群を適切な治療をしないままでいると、約8年のあいだに約4割の人が亡くなるとされます。睡眠時無呼吸症候群は、健康寿命を縮めるとても怖い病気だということがおわかりになるでしょう。

睡眠時無呼吸症候群が睡眠障害として医学的に確認されたのは１９５０年代のことですが、寝ているときに呼吸が止まる症状は、それより１００年以上も前から知られていました。イギリスの小説家ディケンズの『ピクウィック・クラブ』という作品のなかで描かれた登場人物の少年は、明らかに睡眠時無呼吸症候群だと考えられています。その小説が発表されたのは、１８３６年のことです。

この話から、睡眠時無呼吸症候群はピクウィック症候群と呼ばれることもあります。

不快な脚に眠れなくなるむずむず脚症候群

就寝時に異常感覚があるとなかなか眠ることができず、慢性の睡眠不足に陥り、日中に眠気が出現するようになります。

比較的発症頻度が高いのが、むずむず脚症候群（レストレスレッグス症候群）です。寝床に入ると脚の深部にむずむずと不快な感覚が起きてじっとしていられなくなり、なかなか寝つけないという症状を伴うやっかいな病気です。

むずむず脚症候群の症状は、むずむずする異常知覚と脚が動く異常運動になりますが、脚が動くだけなら比較的良性で、脚を動かすほうが派手に映りますが、睡眠を阻害することは少ないのです。一方、体のなかからむずむずとした感覚が生まれて、耐え切れなくなって脚を叩(たた)いたり、つねったりするほうが睡眠を阻害することになります。

人によっては、痛みやかゆみを伴うこともあるといいます。また、脚だけでなく腕や手に起きることも確認されています。

むずむず脚症候群の原因は、研究が進みある程度わかってきています。

中枢神経の鉄分減少がドーパミンの機能低下につながり、異常知覚を引き起こすのではないかと考えられています。実際、むずむず脚症候群は鉄欠乏性貧血の人や人工透析を受けている人に多いことがわかっています。

また、むずむず脚症候群では、感受性遺伝子が5つ見つかっています。現段階では、疾患の発症に関与しているかまだわかっていませんが、５つの遺伝子すべてに変異がある人は、変異がまったくない人と比べて発症する確率が数倍高くなると言われています。

むずむず脚症候群と関連が深いとされる睡眠障害が、周期性四肢運動障害。これは、浅い眠りのときに、一定の間隔で脚や腕が動く病気。むずむず脚症候群の5割以上の人が、周期性四肢運動障害も発症しています。

異常知覚がない周期性四肢運動障害なら睡眠を阻害することは少なく、治療を必要としないことも多いようです。

夢に連動して体が動くレム睡眠行動障害

大きな声で寝言を言う、奇声を上げる、怒る、怖がる、暴れるなどの行動がレム睡眠中に見られるのが、レム睡眠行動障害。

わたしたちの体は、睡眠中には筋肉が弛緩し、動かなくなるのがふつうです。もちろん声も出せません。しかし、その抑制機能に異変が起きると体が動いたり声を発してしまうことになります。それが、レム睡眠行動障害です。

わたしたちは、睡眠中に夢を見ます。特にレム睡眠のときは8割くらいの確率で見ているとされます。ノンレム睡眠でも夢は見ますがレム睡眠とは見る夢が異なってきます。ノンレム睡眠の夢は漠然としたもので、レム睡眠の夢にはストーリーがあるのです。目が覚めてから覚えているのはレム睡眠のときの夢であって、その多くは起きる直前に見ていた夢です。

レム睡眠中のストーリーのある夢のなかでは、日中と同じように体を動かしています。脳はどうかというと、日中と同じように、大脳皮質の運動野の神経細胞が活発に動いています。しかし、寝ているときに体は動きません。理由は、体が動かないように、運動系の神経伝達を抑制する機能が働いているからです。

もし、その抑制機能が働かなくなったらどうでしょう？　夢のなかと同じように体が動くはずです。夢のなかで走っていたら、走っているように体を動かそうとするし、夢のなかでサッカーのシュートを打っていたら、ボールを蹴（け）ろうと脚を振り上げることでしょう。

夢に合わせて体が動いてしまうのが、レム睡眠行動障害です。誰かと一緒に寝ていたら、その人を殴ったり、蹴ったりすることもあります。実際、傷害事件に発展したケースもあるほどです。レム睡眠行動障害の知識がなければ、寝ているときに突然暴れ出したら驚くでしょうし、動きが激し過ぎるときは救急車を呼ぶことになるかもしれません。家人は何が起こっているかわからず、突然、狐憑(つ)きが始まった等と表現することもあります。

ただし、意識が混濁して幻想や錯覚を見ている状態とは異なるため、体を動かしているときに刺激してあげると、覚醒して、異常行動が収まります。「どうしてそんなことをしたのか？」と聞くと、見ていた夢のことまで話してもらえることもあります。

男性に発症することが多い病気で、特にパーキンソン病やレビー小体型認知症など、特定の変性疾患のある人に起こりやすいと言われています。レビー小体型認知症とは、大脳皮質の神経細胞にレビー小体という物質が沈着することで生じる認知症で、日本ではアルツハイマー病、脳血管性認知症に次いでしばしば見られる認知症の原因疾患です。

認知症の症状が出現する前に出ることもありますが、レム睡眠行動障害によって疾患が発覚したとしても、認知症の進行を止めることはできません。

もちろん女性でも発症しますが、男性、女性を問わず、隣に寝ている人が突然、「うおー！」と叫んだり、「うーっ」と首を絞められているような声を出したり、お腹を脚で蹴ってきたり、殴ってきたりしたら……もの凄(すご)く驚くことでしょう。

昼間に突然眠りに落ちるナルコレプシー

睡眠時無呼吸症候群やむずむず脚症候群などとは異なるタイプの過眠が、わたしの研究の専門分野でもあるナルコレプシー。慢性の睡眠不足ではなく、睡眠を阻害するような病気もなく十分に睡眠が取れているのに、昼間に強烈な眠気に襲われ、失神したように突然眠ってしまうという怖い病気です。

その人と対峙(たいじ)している人はびっくりですが、10〜15分間ほど眠ると目覚め、また2〜3時間すると、同じように強い眠気が出現します。

ナルコレプシーには、過眠以外の症状も現れます。

ひとつは、情動脱力発作。笑ったり、怒ったり、恐怖を感じたりなどの感情の高ぶりがあるときに、全身の筋肉の脱力が起きる症状です。たとえば、笑っているときに、突然、全身の力が抜けて、頭がグラグラ揺れたり、ろれつが回らなくなったり、まぶたが下がったり、ときには腰が砕けるように崩れ落ちることもあります。

もうひとつは、金縛りです。これはレム睡眠の異常と関係していて、通常、レム睡眠は入眠してから70~100分くらいしてから出てきますが、ナルコレプシーの場合は入眠初期に出てきます。

入眠時にうとうとしているときに、近くに誰かが座っていたり、天井から誰かが出てきたりといった幻覚を見ることもあります。声を出したいけれど、睡眠麻痺（まひ）で体が動かない状態になっているので声が出ないし、体も動きません。

金縛りに関しては、生活パターンが乱れたりすると健常な人にも起きる現象で、起きたからといって異常というものではありません。

ただ、幻覚や金縛りの症状があることで、ナルコレプシーの病態が明らかになるまではヒステリーの一種として精神疾患に分類されたこともありました。

現段階ではっきりわかっていることは、発症のメカニズムです。

ナルコレプシーは、視床下部にあるオレキシン神経細胞が後天的に脱落することで、オレキシンの神経伝達障害が起きます。オレキシン神経細胞の脱落は、腰椎穿刺による脳脊

ハイポクレチン／オレキシンが脳脊髄（せきずい）液と脳部位で欠損
（2000 年にヒト・ナルコレプシーのミステリーが解明）

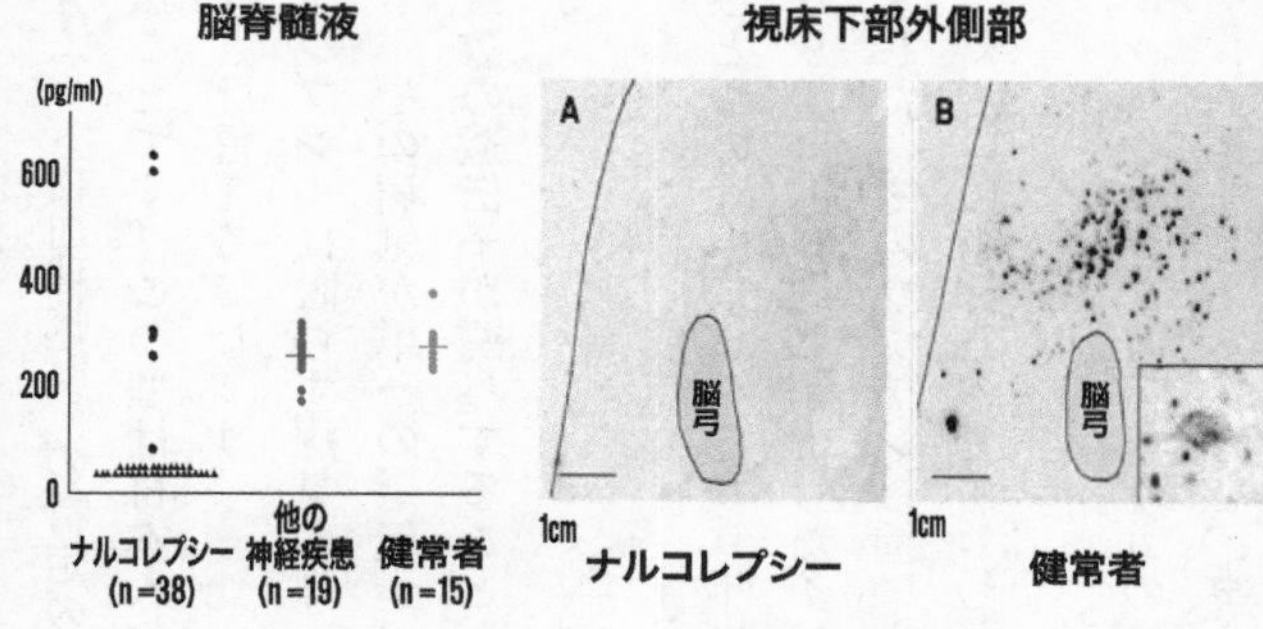

Nishino,S. and E. Mignot, Narcolepsy and cataplexy.
Handb Clin Neurol, 2011.99:p.783-814.

髄液の検査で、脳脊髄液中のオレキシンの異常低値が認められれば臨床的に診断できます。オレキシンは覚醒を引き起こし、レム睡眠の出現を強く抑える物質なので、機能しなくなると正常な覚醒が維持できなくなり、レム睡眠の異常も出現します。

しかし、その原因まではまだわかっていません。自己免疫の機序で脳のオレキシン神経細胞が脱落することは想定されていますが、なにに対する自己免疫なのかがわかっていないのです。

脱落の原因が自己免疫ではないかと想定できる理由のひとつは、ナルコレプシーの患者さんの9割以上が、白血球の血液型と言われるＨＬＡ（ヒト白血球抗原）の特定の型（HLA-DQ6 の中でも DQA1*0102/DQB1*0602）を持っていることです。この型は日本人の２割が持っていますので十分条件とは言えませんが、必要条件とは言えるでしょう。

ナルコレプシーに限らず病気のほとんどがそうですが、たとえ疾患感受性遺伝子が見つかっても、その病気が単一の遺伝子の変異で発症するかどうかは決まりません。病気の発症には複数の遺伝子が関与することが多く、遺伝要因のほかに、環境要因も関与してくるからです。

もうひとつの理由は、２００９年に起きたインフルエンザのワクチンの作用です。２００９年に世界的に流行したインフルエンザの対策として、世界各国でワクチンがつくられました。そのワクチン接種によって、ヨーロッパとカナダでナルコレプシーの発症率が5倍くらいに増えたのです。しかし、アメリカや日本では増えることはありませんでした。

ヨーロッパやカナダとアメリカのワクチンのちがいは、アジュバント。アジュバントとはワクチン効果を高める物質で、ヨーロッパやカナダとアメリカではちがうアジュバントを使っていたのです。ちなみに日本で用いられたワクチンにはアジュバントは使われていませんでした。

そこで想定されるのは、本来ならワクチンで強化された免疫システムがウイルスを攻撃するのですが、アジュバントによって過剰に反応してしまった免疫システムが、自分のオレキシン神経細胞を攻撃したのではないかということです。これに関しては、まだ結論は出ていません。

ナルコレプシーの研究は、もはや睡眠ではなく、免疫学の分野にまで広がってきています。なにに対する自己免疫かという肝心なところにたどり着かなければ、本質的な治療をしたり、予防したりすることができないからです。

治療法としては、オレキシン神経細胞が脱落してオレキシンを生成できないなら、オレキシンを補充しましょうという方法はあります。ただ、第2章で述べたように、ナルコレプシーの治療薬ではなく、不眠症の治療薬の開発を先行することになりました。患者数を比べれば、それは当然の戦略です。

ただし、オレキシン受容体作動薬を開発したとしても、ナルコレプシーの根本的な治療法にはなりません。根本的な治療はオレキシン神経細胞の脱落を防ぐことなので、いままでの治療法よりもよくなる可能性があるということです。

ちなみに、現在のナルコレプシーの治療は、眠気にはモダフィニルなどの覚醒系薬剤、情動脱力発作にはレム睡眠を抑える抗うつ剤が使用されています。これらは、どちらも対症療法になります。

ふたつのグループがオレキシンを同時期に発見

わたしがナルコレプシーの研究に携わるようになったのは、１９８７年にスタンフォード大学に留学してからのことですから、もう30年以上経つことになります。

スタンフォード大学睡眠研究所の初代所長であったデメント教授のもとへ行く決意をした理由のひとつは、睡眠の研究という新しい領域への好奇心からでした。もうひとつは、スタンフォード大学そのものにも魅力を感じたからです。

スタンフォード大学では、若い研究者でも、ほかのラボへ自由に行き来することが許されています。日本のように、自分のラボの教授にお伺いを立てるような面倒な手続きは不要です。ですから、優秀な研究者たちと簡単に共同研究ができます。しかも、教授たちは誰もが気さくで、いちどは必ず会って話をさせてもらえます。新しい領域の研究をはじめるには、学際的な基盤があることは研究者としては魅力でした。

わたしが留学した翌年から、フランス人研究者のエマニュエル・ミニョー氏を中心に、ナルコレプシーの遺伝子特定の研究がスタートします。もちろん、遺伝子探しは順風満帆だったわけではありません。研究環境の問題もあったし、わたしが渡米後に最初に関わった実験で、研究対象として飼育・繁殖していた遺伝的にナルコレプシーを発症する家系の犬が事故で死亡したことで、研究自体が頓挫（とんざ）する危機を迎えたこともありました。

ただ、わたしたちが見つけることができなくても、最終的には誰かが見つけるという確信が、ミニョー氏とわたしにはありました。その発見は睡眠研究において大きな一歩となることもわかっていました。

そして1998年、サンディエゴのスクリプス研究所とスタンフォードの研究者が視床下部に発現する覚醒系の神経伝達物質の神経ペプチドを発見します。これは、「ハイポクレチン」と名付けられます。そして１９９９年、わたしたちのチームはようやく、研究対象としてきた犬のナルコレプシーの発症のメカニズムを発見することになりました。その犬は、ハイポクレチンの受容体の遺伝子に変異があることで受容体が働かなくなり、ナルコレプシーを発症していたのです。

実は、同時期に日本人研究グループの櫻井武（さくらいたけし）氏、柳沢正史（やなぎさわまさし）氏らが、ハイポクレチンと同じ神経ペプチドを発見し、「オレキシン」と名付けました。そういうこともあって、欧米ではハイポクレチンですが、日本ではオレキシンという呼称が一般的です。

さらに柳沢氏らのグループは、オレキシンをつくれないマウス（ノックアウトマウス）を作製し、わたしたちと同じように、オレキシン受容体の遺伝子に変異があるとナルコレプシーが発症することを発見します。

ふたつのグループが、偶然にも同じ時期に発見したオレキシン。ついに２０００年、わたしたちは、ヒトのナルコレプシーの発症メカニズムを突き止めることになります。ヒトのナルコレプシーでは、視床下部にあるオレキシン神経細胞が後天的に脱落し、オレキシンの神経伝達障害が起こっていたのです。

同じ時期に偶然にもオレキシンを発見する柳沢氏とわたしたちのグループですが、そのアプローチ方法はまったく異なるものでした。

脳のなかにもオーファンレセプターという受容体タンパク質があります。オーファンは「孤児」という意味で、要するにオーファンレセプターとは、結合する物質が特定されていない受容体です。ゲノム解読によってオーファンレセプターの存在が明らかになると、研究者たちのなかで結合する物質の探索がはじまりました。

なぜなら、結合する物質を発見することができれば、新薬開発につながる可能性があるからです。このアプローチでオレキシンを発見したのが、柳沢氏のグループです。ただし、この段階では、オレキシンがなにに関与している物質なのかわかっていませんでした。

そこで、オレキシンを合成できないノックアウトマウスをつくり、そのマウスの奇妙な症状からナルコレプシーにたどり着くことになります。

一方、わたしたちはというと、ナルコレプシーという病気に遺伝子が関与していることがわかっていたので、それがなにかを探し続けていました。

わたしたちのように、病気があって遺伝子を見つける方法を、「フォワードジェネティクス」と言います。逆に、遺伝子があって病気を見つける方法が、「リバースジェネティクス」。わたしたちと柳沢氏のグループは、真逆からアプローチして、同じ時期にナルコレプシーの発症のメカニズムを発見したということです。

この研究は2022年9月に、グーグルの創業者らが設立した科学賞「ブレークスルー賞」を受賞しました。ブレークスルー賞の受賞者からノーベル賞が選ばれる可能性は高いので、これから脳の研究はますます盛んになると思われます。

ナルコレプシーに似たふたつの過眠症

過眠症には、ナルコレプシーのほかに反復性過眠症、特発性過眠症があります。

反復性過眠症は、症状について記述したふたりの名前からクライン・レビン症候群と呼ばれています。クライン・レビン症候群は、1日のほとんどの時間を寝てしまう過眠期が周期的に出現する病気です。

100万人にひとりという、発症率が非常に低い病気ですが、過眠期に入ると、通常の社会活動はできないため、学校や仕事は休まざるを得なくなります。10代で発症するケースが多く、大人になるにつれ過眠期の出現頻度が少なくなり、症状がなくなるとされています。

クライン・レビン症候群の特徴的な症状のひとつに、性別に関係なく性欲亢進(こうしん)があります。ふだんはまったくふつうでも、症状が出現すると服を脱ぎだしたりすることもあるといいます。日本ではあまり聞かないので、欧米のほうがおそらく多いのでしょう。

特発性過眠症は、ナルコレプシーと同じように日中に突然眠ってしまう病気です。ナルコレプシーとのちがいは、情動脱力発作や金縛り、入眠時幻覚などのレム睡眠に関連した症状が見られないこと。

特発性過眠症の症状の一端は幼少期から現れ、10代になると日中の眠気に耐えられなくなります。加齢とともに軽症化することも多いです。原因はまだわかっていませんが、過眠傾向がある家系内で発症するケースが見受けられ、睡眠・覚醒に関わるなんらかの遺伝的背景があるのではないかと考えられています。

第4章　生体リズムを乱す睡眠障害

地球の自転に適応する生体リズム

夜が来ると眠り、朝が来ると目覚める――。

誰に教わったわけではありませんが、知らないうちにその習慣が身についているのは、人間にとっての自然なリズムだからです。

呼吸、脈拍、体温、血圧……、ホルモンの生成・放出、腸のぜん動運動……。わたしたちの生理機能のほとんどは、そのリズムに基づいて周期的に変化しています。

このリズムのことを、「生体リズム」と言います。そして1日周期に近いリズムのことを、「サーカディアンリズム（概日リズム）」と言い、わたしたちの生活や健康に密接に絡んでいます。

夜が来たら眠くなり朝が来たら目覚めるのも、体温が昼間は高く夜間は低くなるのも、すべてサーカディアンリズムによるものです。

どうしてわたしたちにサーカディアンリズムが備わっているのかというと、地球の自転に対応するため。地球の自転周期は、ほぼ24時間（約23時間56分4秒）です。だから1日は24時間なのです。地球の自転周期は大昔は今より短かったので、その時代に生存していた生物のサーカディアンリズムも24時間より短かったと推測されます。

わたしたち人間だけでなく、地球上で生活しているすべての生き物に、この地球の自転に適応するリズムが備わっています。そして、そのリズムを正確に刻むために、それぞれに固有の体内時計を持っており、これがその生物固有の「サーカディアンリズム」です。

人間等の哺乳類の場合、体内時計の中枢は、脳の視床下部の視交叉上核にあります。最新の遺伝子研究によると、体のほとんどの細胞に時計遺伝子があることがわかってきました。視交叉上核にある体内時計がマスター時計で、細胞個々にある末梢の体内時計をコントロールしていると考えてください。

ただし、体内時計の1日は、動物によって異なります。人間の場合、最近の報告では約24・2時間。約12分長くなります。たかが12分ですが、長期的に見ると大きな差です。

そのままの状態なら、1カ月30日間で6時間ずれることになります。2カ月したら12時間、昼夜が逆転する計算に。これでは、地球の自転に適応するのがむずかしくなります。

そこで体内時計は、1日に12分ずれる時計を、毎日リセットする必要が出てきます。体内時計をリセットする方法はいくつかありますが、最強なのが光、特に太陽光です。朝、太陽光を感知した網膜の情報が視交叉上核に届くと、体内時計がリセットされます。

体内時計がうまくリセットできないと、サーカディアンリズムでコントロールされているさまざまな生理機能に不具合や異変が生じることになります。それが、睡眠・覚醒（かくせい）に起きると、睡眠障害へとつながっていくのです。

サーカディアンリズムが、睡眠・覚醒に影響されていると考えられるようになったのは、それまでの睡眠の概念では説明できない現象があったからです。

もともとの睡眠の概念は、長い時間起きていると眠くなってきて、眠ると眠気が収まってすっきりするというものでした。

たとえば、いつも夜10時に寝る人に、がんばってあと2時間起きていてもらい、12時に寝てもらいます。そうすると、10時に寝るときよりも入眠時の脳波に深い波形が出てきます。つまり、ぐっすり眠れるというわけです。

しかし、それだけでは説明できないこともありました。たとえば、睡眠圧だけが睡眠のメカニズムだとしたら、徹夜していると、どんどん眠くならなければいけないはずなのに、真夜中の3時頃は凄く眠くなりますが、さらに起き続けて朝8時頃になると、あまり眠くなくなります。

第1章でも書きましたが、睡眠・覚醒をコントロールするのはふたつのメカニズムです。ひとつが体を一定の状態に維持する機能であるホメオスタシス、そして、もうひとつがサーカディアンリズムなのです。

眠りを促すホルモン、メラトニン

体内時計のリセットに大きく関連してくるのが、「メラトニン」というホルモンです。先述のとおり、メラトニンの材料となるのは、神経伝達物質であるセロトニンです。そして、セロトニンは、必須アミノ酸である「トリプトファン」から合成されます。

体内に貯蔵ができ、よほどのことがない限り欠乏することがないトリプトファンに対して、メラトニンは松果体内に貯蔵しておくことができません。生成されるとすぐに放出され使われてしまいます。そして、メラトニンの血中濃度が高くなると体温が下がり、眠くなってきます。

逆にメラトニンが分泌されなければ、寝るための準備が整わないということになります。メラトニンはその日1日で使い切るホルモンですから、毎日生成する必要があります。材料が不足していたり、覚醒している時間が長くなったりすれば、すぐに枯渇することになります。

メラトニンは眠りに誘うホルモンであることから、「睡眠ホルモン」「眠りのホルモン」と呼ばれています。

メラトニンの特性は、光の刺激を受けると分泌が強く抑えられること。

朝になって太陽の光を網膜にある「メラノプシン」という受容体が感知すると、情報が視交叉上核に送られ、その情報がメラトニンを生成している松果体に伝えられると、メラトニンの生成活動に急ブレーキがかかります。

それこそまさに急ブレーキで、光を感知した瞬間にメラトニンの合成は止まります。だから、夜に光を浴びることは睡眠にとってよくないのです。

睡眠中のホルモンリズム

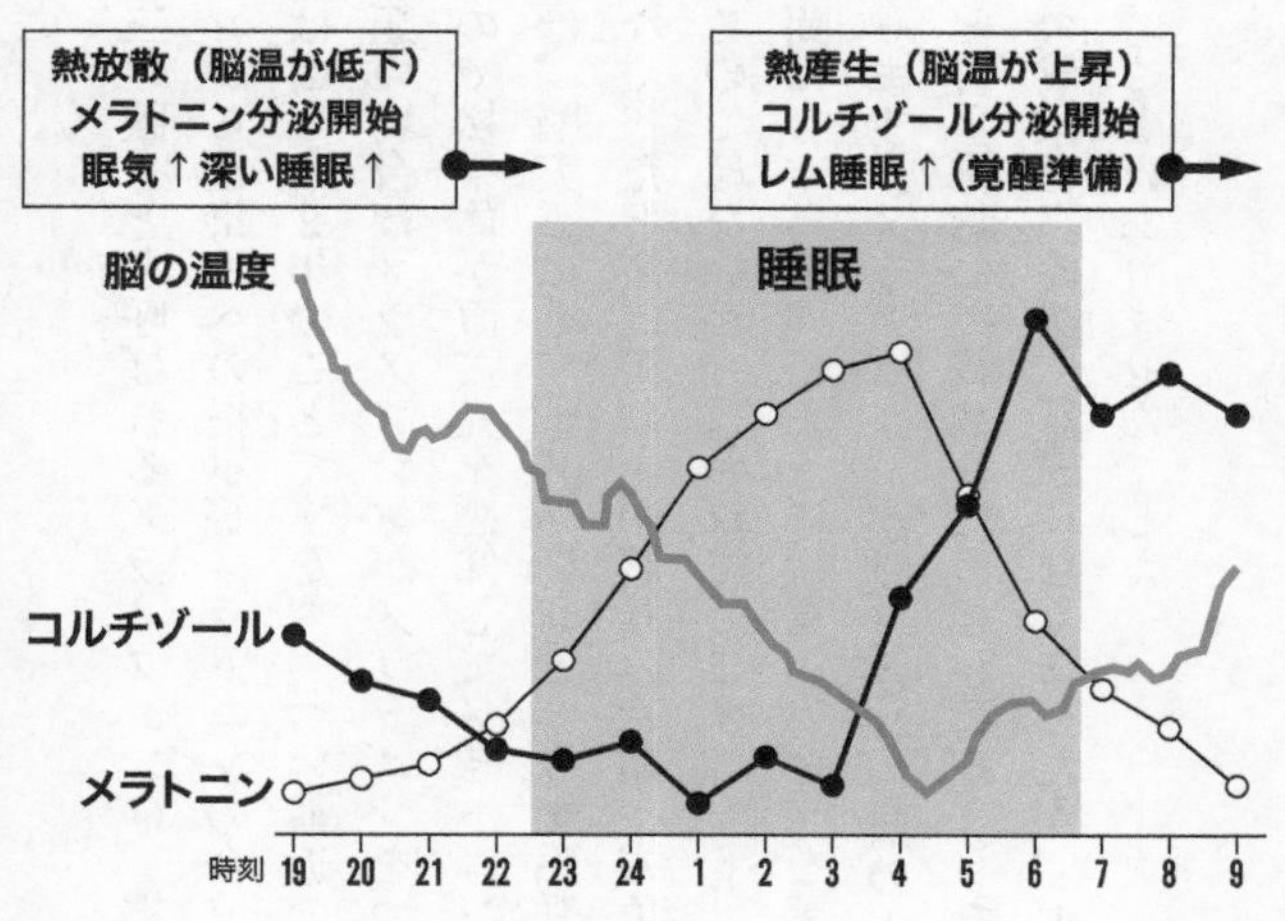

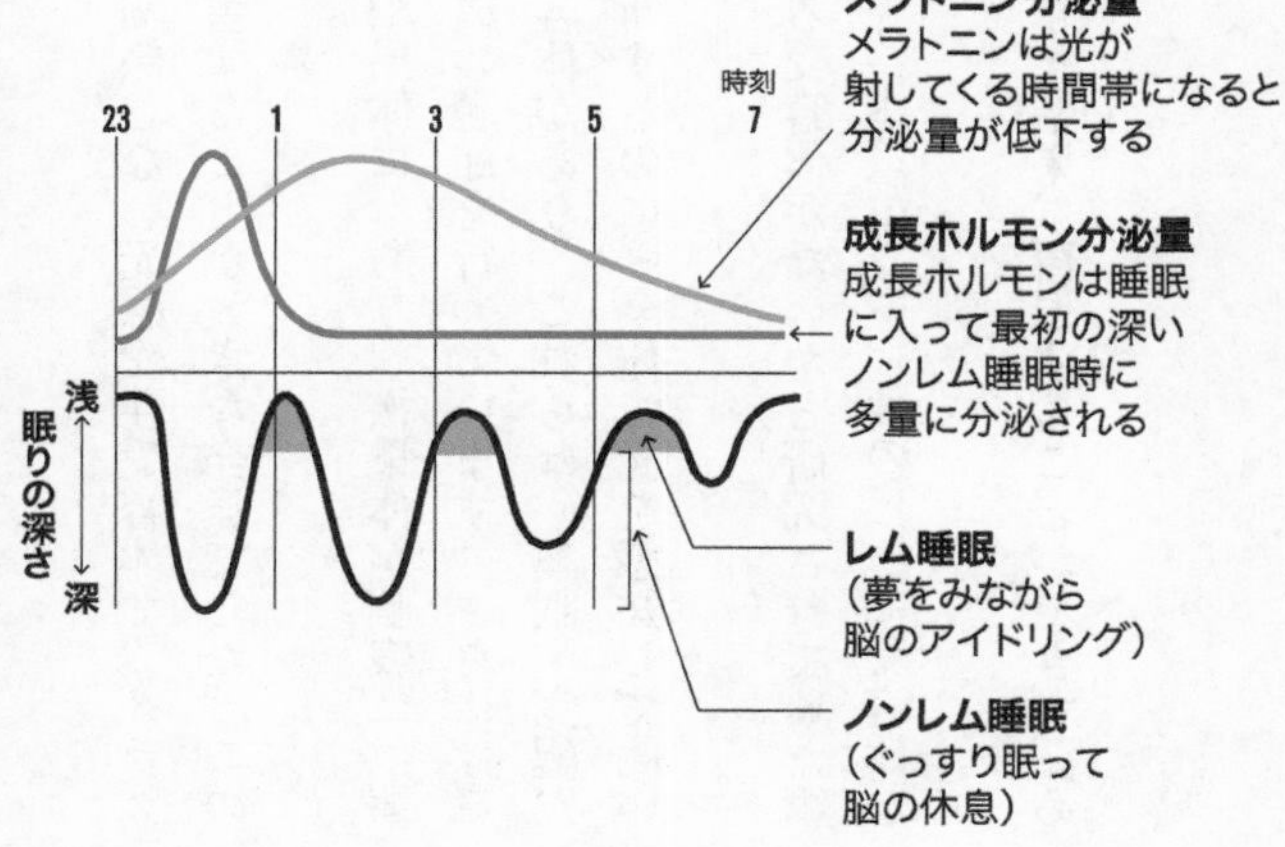

「第三の眼」とも呼ばれるメラノプシンは、視覚に関係しない光感受性受容体で、メラノプシンから松果体への指示がメラトニンの合成を阻害することが大きな発見でした。この発見は2002年のことですから、つい最近のことです。

鳥類の場合はメラノプシンがメラトニンをつくる松果体にもあり、松果体が脳表に位置するので松果体が直接光を感知してメラトニンの合成の調節を行っています。さらには鳥類では、脳実質にも、ピノプシンという光感受性受容体があり、これらは、睡眠・覚醒だけでなく、たとえば渡り鳥が渡りの時期や方角を判断するのに脳全体で光を感知して働いているのではないかと言われています。

人間にも、鳥と同じように視覚以外に光を感知する受容体がないかと研究されていた頃があります。メラノプシンが発見される前の1990年代後半に、「膝(ひざ)の裏」に受容体があると科学雑誌に掲載されたことがありました。

その成果は当時凄く話題になりましたが、追試をした結果、再現することができず認められることはありませんでした。

体内時計は太陽光でリセットされる

体内時計のリセットや、メラトニンの合成抑制にもっとも影響を与える太陽光ですが、直射日光を浴びなければいけないわけではありません。空に太陽が見える・見えないではなく、太陽が昇って朝になり、沈んで夜になるという昼夜の区別がつくかどうか。そこが、体内時計には肝心です。

つまり、網膜のメラノプシンが光を感知できれば、それで十分なのです。

太陽光を浴びないことによって起こる障害に、季節性感情障害というものがあります。これは、睡眠障害ではなく精神疾患で、秋から冬にかけてうつ症状が現れ、春先になると症状が改善することから季節性と言われています。秋から冬にかけて日照時間が著しく短くなる緯度の高いエリア、特に北欧に多い病気とされています。

太陽光を浴びる時間が少なくなると、問題になるのが、メラトニンの材料になるセロトニンの合成が減退することです。

整理しておくと、太陽光を浴びると、体に摂(と)り込まれた必須アミノ酸であるトリプトフアンからセロトニンが合成されます。太陽が沈むと、松果体でセロトニンからメラトニンが合成されます。そして、翌日の朝を迎えて太陽光をメラノプシンが感知するとメラトニンの合成にブレーキがかかり、またセロトニンの合成がはじまります。

セロトニンの分泌が少なくなると、うつ病の発症率が高くなります。そして、それが直接の原因ではないこともあるでしょうが、自殺者が増えることになります。

季節性感情障害は、症状が出る時期に特徴があることや緯度の低いエリアへ旅行すると症状が軽くなったり、消失したりすることから、日照時間の変化と体内時計がずれるのが原因ではないかと考えられています。

そこで第一の治療として、1~2時間程度、2500~10000ルクスの高照度の光を照射する光治療法が選択されることが多いようです。

季節性感情障害は睡眠障害ではありませんが、生体リズムが乱れることで生じます。そこに大きく影響しているのが、光なのです。

メラトニンの産生

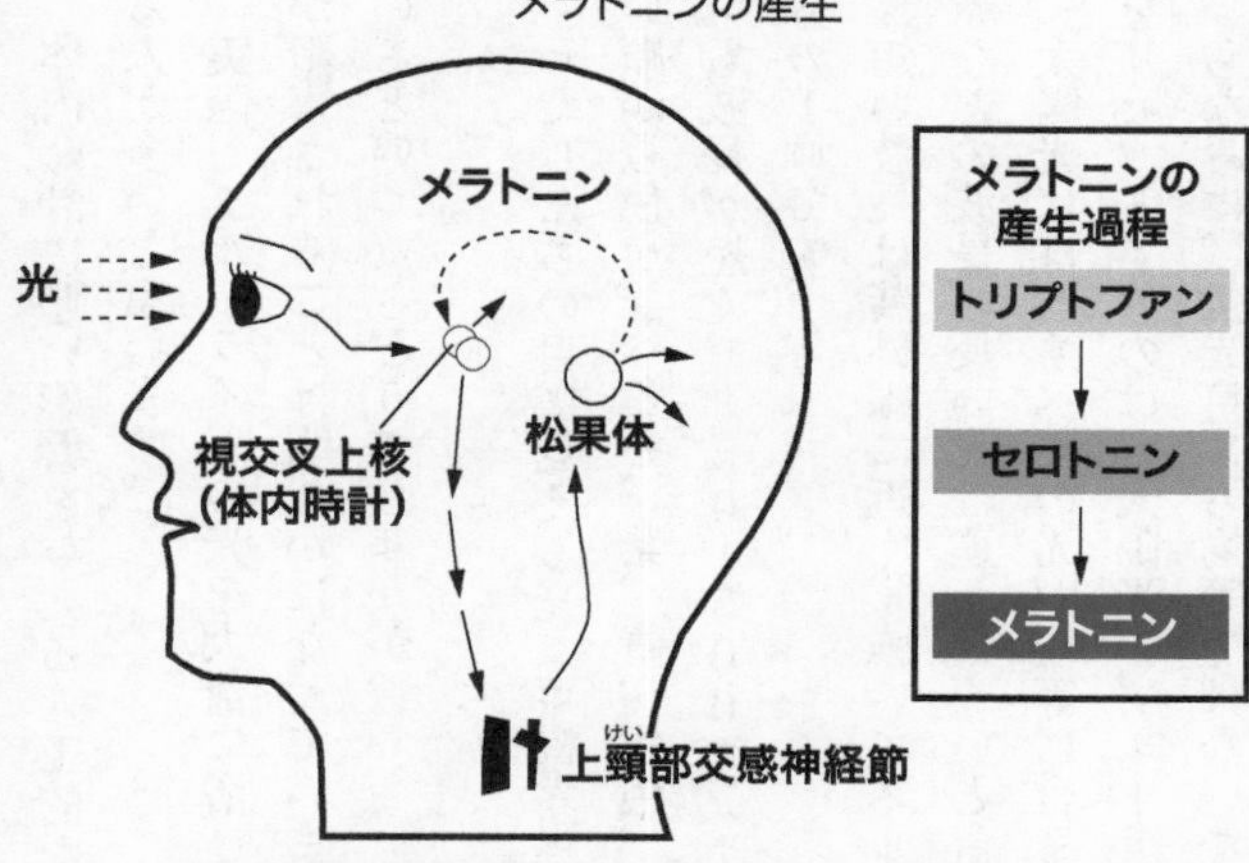

大川匡子．光の治療的応用―光による生体リズム調節―より改変

ブルーライトは太陽光にも含まれる

体内時計に影響を最も与えるのは主に太陽光ですが、人工的な光も体内時計に影響します。

夜間になっても明るい中で生活していると、メラトニンの合成が抑制されることははっきりしています。体が覚醒状態を維持しようとすれば、眠る時間になっても寝つきが悪くなるし、浅い眠りになるのは必然でしょう。

体内時計が、昼なのか夜なのかわからなくなれば、生体リズムが乱れ、その影響は睡眠・覚醒だけにはとどまらなくなってしまいます。

体内時計に悪い影響を与える人工的な光は？　と問われると、「ブルーライト」と答える人が多いと思います。

実際、ブルーライトの光を大量に浴びるとメラノプシンが刺激され、メラトニンの合成が阻害されることは明らかになっています。しかし、太陽光にもブルーライトが含まれているといったらどうでしょうか。

わたしたちの目に見える光（可視光線）は、波長のちがいによって色が異なります。短い順から色を並べると、紫、青、水色、緑、黄、橙（だいだい）、赤。ブルーライトは可視光線のなかでも波長が短く、３８０～５００nm（ナノメートル）の長さになります。１nmは１００万分の１㎜です。

短い波長は紫外線に近く、強いエネルギーがあるため、網膜まで光が達しやすく、橙、赤などの波長の長い光は達しにくいと言われています。

太陽光には、すべての光が均等に含まれています。つまり、網膜に働きかけて体内時計をリセットするのは、太陽光のブルーライトなのです。

ちなみに、蛍光灯にも均等ではないですがすべての色が含まれています。

ブルーライトが体に悪いと言われはじめたのは最近のことで、ＬＥＤが普及してからのことです。ＬＥＤは、人工光のなかでも特にブルーライトの比率が高い特徴を持った光です。

それだけ強い光がメラノプシンに届けば、夜間だったとしても体が昼間と勘違いしても不思議ではありません。

要するに、ブルーライトが悪いのではなく、浴びるタイミングが問題なのです。昼間なら太陽光と同様覚醒効果があります。従って、太陽光が浴びられない場所にいるときは、ブルーライトを意識的に照射することで、覚醒を維持させる効果が期待できます。

スマホのブルーライトぐらいで眠れなくなることはない

ブルーライトのイメージが悪いのは、夜間のパソコンやスマートフォンが睡眠を妨げると言われているからでしょうか。たしかに、眠る時間にブルーライトを浴びると、メラトニンの合成がストップし、眠りにくくなります。

しかし、それは「大量に浴びたら」ということなので、寝る前にスマートフォンの小さな画面を見たからといってそうそう眠れなくなるわけではありません。スマートフォンで子どもたちが眠れないというのは、照度の問題よりも、操作している時間の長さに問題があると見ています。だらだらと、ゲームを長時間続けて視覚と脳を刺激し続ければ、なかなか眠れないのは当然のこと。

光の睡眠・覚醒への影響を左右するのは、タイミングと照度と波長でしょう。

夜間のサービスにおいては、もう少し睡眠に配慮できるのではないかと思っています。たとえば、夜のコンビニエンスストアがそう。とにかくあの場所は明るい。治安を守る側面や従業員がしっかり覚醒して働くには十分な照度です。しかし、寝る前に訪れた利用者の眠りに対する配慮はないと言っていいと思います。あの明るさのなかにしばらくいて帰宅すると、覚醒系のシステムが作動してしまい、なかなか眠気が出てこないはずです。

ホテルのように、睡眠を妨げないような間接照明を取り入れるなどの配慮があってもいいのではないでしょうか。

10年近く前になりますが、ＪＲ各社をはじめとする多数の鉄道会社が、自殺抑止対策として駅のホーム端や踏切に青色灯（ブルーライト）の設置を進めていました。その理由は、青色灯には人の心を安定させる効果があるからです。

東京大学大学院経済学研究科、米シラキュース大学などの国際共同研究グループの発表によると、青色灯の設置後10年間で、自殺者が平均して約84％下落することが明らかになったそうです。

睡眠やリズムとは直接関係のない話ですが、光の有効活用の好事例だと思います。

生体リズムに忠実な深部体温

サーカディアンリズムによる日内変動がもっともわかりやすく、なおかつ安定しているのが、体温でしょう。

体温がもっとも低いのは夜寝ているときで、目覚めると徐々に上がっていきます。体温のピークは、午後２～３時。そこからまた、少しずつ下がっていきます。

個人差こそありますが、昼と夜で平均0・7℃の変動があります。

ここでの体温とは、手足等の皮膚表面の温度ではなく、「深部体温」と言われる体の内部の温度のこと。

体温の調節は、熱を生むことと（熱産生）、熱を逃がすこと（熱放散）で調節されています。熱産生は、運動した時など、筋肉や脂肪から起こります。腸管など内臓でも熱が発生します。熱放散は主として手足から起こります。なぜなら、手足の表面には毛細血管が発達していて、体内部の同じ温度の血流が手足の表面を流れると、車のラジエーターのようにそこから熱が逃げていくからです。赤ちゃんの手足が熱いとき、そこから熱が逃げていっているのです。その後、体温が下がり、寝つくことが多いことを観察した方は多いでしょう。

深部体温は、直腸、食道、耳の鼓膜などで測れますが、いずれも専門研究機関へ行かなければ連続して測れません。深部体温に比較的近い値になるとされているのが、脇の下で体温計をキッチリと肌に密着させ10分程度測る方法です。それでも長時間連続して、体温

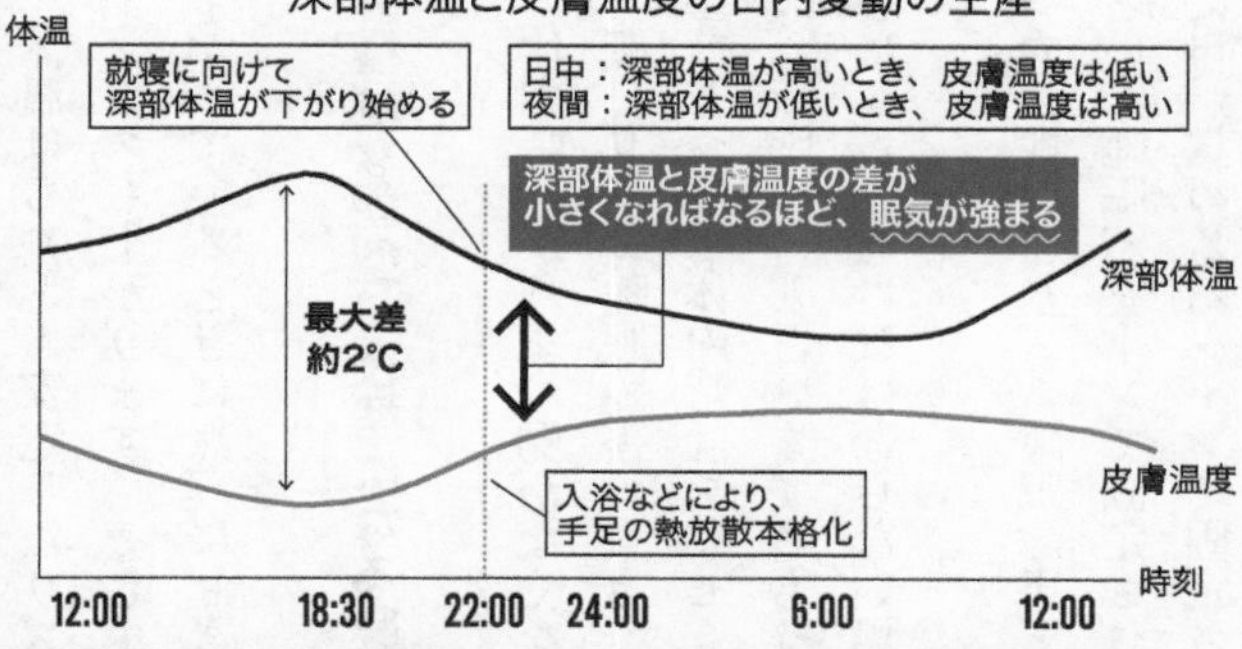

深部体温が下がると同時に、手足が温かくなることがポイント！

西野精治『スタンフォード式　最高の睡眠』（2017、サンマーク出版）、
Kräuchi,K. and A. Wirz-Justice, Circadian rhythm of heat production, and skin and core temperature under unmasking conditions in men. Am J Physiol Regul Integr Comp Physiol 267:819-29, 1994.

の変化をみるにはこの方法は不向きです。

だから、体温が下がると眠くなるとか、寝ているときが体温がいちばん低いと言われても多くの人には実感がないのです。

皮膚温度と深部体温の変動の波は、逆になります。体温は昼間に高くなり、夜になると低くなるのですが、これは深部体温の話。皮膚温度は、逆に昼間が低くなり、夜が高くなります。

皮膚温度と深部体温の差が最大に開くのは昼間の時間帯で、約2℃ちがいます。その差が縮まるのが夜で、そのときに眠くなるのです。

体温はもっとも安定したリズムだからこそ、体温が高くなると覚醒力が上がり、パフォーマンスも上がります。そして、夜になって体温が下がってくると眠くなります。体温が下がっているときに無理に起きて作業をしても、パフォーマンスは落ちるばかりなのです。

極端な朝型、夜型になる睡眠障害

体内時計がうまく働かなくなるのが、概日リズム睡眠障害です。概日リズム睡眠障害は大きくふたつのタイプにわかれます。

ひとつは、体内時計をリセットする機能に問題が生じて起こるタイプで、内因性概日リズム睡眠障害と言います。もうひとつは、人為的・社会的な理由によって体内時計を短期間にずらさなければならない場合に起こるタイプ。

内因性概日リズム睡眠障害としては、深夜にならないと寝つけず昼頃まで起きられないという睡眠パターンで固定される睡眠相後退症候群、逆に夕方になると眠ってしまい早朝に目が覚めるパターンで固定される睡眠相前進症候群、体内時計リセット機能が働かなく

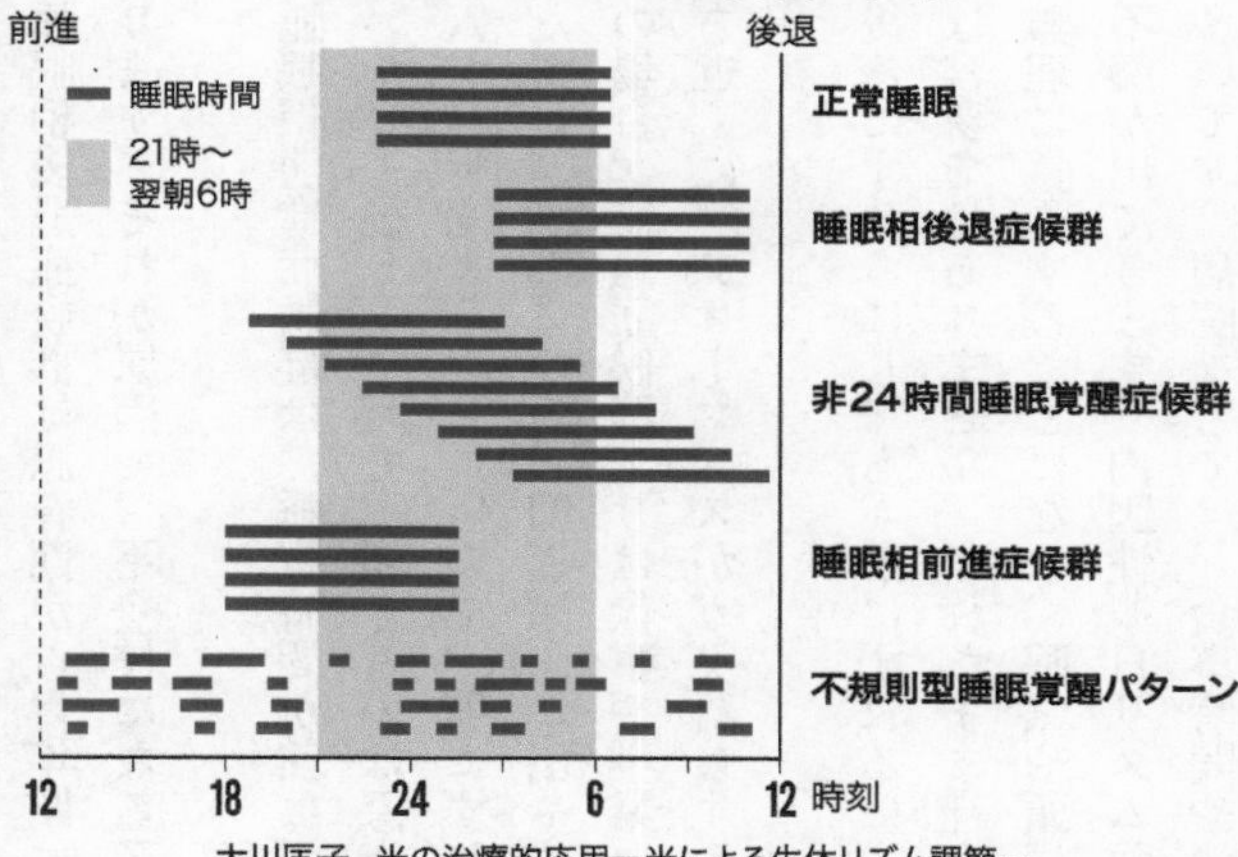

大川匡子．光の治療的応用—光による生体リズム調節—

なるフリーラン（非24時間睡眠覚醒症候群）があります。

人為的・社会的な理由により起こる障害としては、シフト制の交代勤務によって生体リズムが乱れる交代勤務睡眠障害、時差のある場所へ行くことによって発現する時差症候群、いわゆる時差ぼけがあります。

睡眠相後退症候群は、睡眠時間が後ろにずれ、起床時間が遅くなります。寝るのはだいたい深夜3～6時で、起きるのは午前11時～午後2時。時間は多少ずれますが、睡眠時間や睡眠周期は正常なので、午後出勤でも構わない仕事なら健康面の影響は小さいでしょう。

睡眠相後退症候群は思春期から青年期に起きやすく、遅刻や欠席を繰り返すことが多くなります。それが原因で、不登校になる子どもたちも多いと聞きます。

睡眠相前進症候群は、睡眠時間が前にずれ、起床時間が極端に早くなります。寝るのはだいたい午後5～7時で、起きるのは深夜12時～午前2時。人間の場合は、固有の体内リズムが24時間より少し長いので、前にずれる症状は稀(まれ)だと言われています。

ただし、高齢になると前進傾向が出やすくなります。仕事をリタイアした高齢者でない人の場合、後退症候群よりは仕事や学業に支障をきたすことは少ないと考えられますが、夕方近くにパフォーマンスがガタ落ちする人は注意が必要です。

後ろにずれるにしても、前にずれるにしても、いったん固定されると、ずれを修正するのは容易ではありません。ずれたまま社会生活を続けると、ほかの人たちの時間に合わせて無理に覚醒することになり、眠気や頭痛、倦怠(けんたい)感、食欲不振など体のさまざまなところに不調が出てきます。内因性概日リズム睡眠障害の場合、入院加療で症状がよくなることも多いです。病院などでは、食事時間や消灯時間や起床時間は固定されていますので、規則正しい生活が強いられます。また個人では治療に対して強い動機付けを維持するのは難しいですが、医療チームとの連携で、持続する強い動機づけが維持できるというのも一因であると思われます。退院後、再びリズムがずれないように注意を払うことが大切です。

体内時計をリセットできない睡眠障害

体内時計をリセットする機能が働かなくなるのが、フリーラン（非24時間睡眠覚醒症候群）です。後退症候群と前進症候群は、一般の人たちの睡眠時間とずれていますが、就寝・起床の時間はリズムが固定されているので一定しています。

しかし、フリーランの場合は、少しずつずれていくからやっかいなのです。

たとえば、実験用のマウスやラットは、真っ暗でまったく光がなくても、餌さえあれば生きていけます。その生活が３～４カ月続いても、健康上に問題が起きることはありません。

光をまったく感知しない環境に置かれると体内時計をリセットすることがなくなるので、

ラットやマウスは、自分に備わっている固有のリズムで生活します。それが、フリーランです。マウスの場合なら、1日23・7時間くらいで生活します。

人間の固有のリズムは、なかなか判別することができませんでした。というのは、人間の場合、完全に真っ暗にすると、長期間生活することができないからです。2週間くらい続けると精神に変調をきたす人も出てきます。

外の光をまったく感知できない実験用の施設をつくることができて、ようやく人間のリズムを計測することができました。

そこで、食事時間はランダムで食べたいときに食べる、テレビやラジオ、インターネットなど時刻がわかる機器はNG、ビデオやDVDなら観ても構わないというルールで一定期間生活してもらいました。

いわば、洞窟のような場所に隔離されて生活しているようなものです。それでも、ラットやマウスと同じように、1日に近い一定のリズムで睡眠と覚醒を繰り返します。

この実験からも、わたしたちの睡眠・覚醒が体内時計で制御されていることがわかります。隔離された環境下で時刻と関係なく自由に生活してもらうと、寝つく時刻と目が覚める時刻が１日ごとにわずかずつ遅れていくことが観察されます。

ヒトの場合、全くの暗闇では生活できず、外界の情報を完全にシャットアウトすることは難しいので種固有のリズムの算出は難しいのですが、最近のより厳密な実験での観察値では、人間の固有のリズムは先にもふれたように約24・２時間とされています。

フリーランになっている人に多いのが、視覚に障害がある人たちです。盲目の人の６〜７割はフリーランです。

網膜に機能障害があると光を感知できないため、光のない部屋に隔離された状態と同じになるからです。ただし、そういう人でも社会生活のなかにいることで、ほかの人たちの生活のリズムに合わせることができます。よって、フリーランになることを避けられます。

フリーランの人は、体内時計がリセットされないため、１日を24時間より少し長い周期で生活します。たとえば１日20分後ろへずれる場合は、６日で１２０分（２時間）の計算。１カ月で約10時間、２カ月半で約１日ずれることになります。

研究者のなかには、ときどきフリーランの人がいます。わたしの身近な研究者もフリーランで、朝出てくるのが少しずつ遅くなって、そのうち午後から出てくるようになって、しばらく経つとまた朝から出てくるということを繰り返していました。

研究者のように比較的勤務時間を自由に決められる職業なら許されますが、一般企業で働いている人は仕事を続けていくことがむずかしくなるかもしれません。

頻度が少ない他の内因性概日リズム睡眠障害に不規則型睡眠覚醒パターンがあります。一日に3回以上眠ることが1週間以上続いた場合、この病気の可能性があります。生まれつき脳に障害のある子供や、頭部外傷、脳腫瘍脳炎などに合併しますが、引きこもりなどで夜に睡眠を取らず、昼に眠る生活をしていると発症することもあります。

内因性の概日リズム睡眠障害の診断の困難なところは、その症状が生体リズムの乱れから起きているのかどうか判別しづらいことです。

夜遅くまで寝つけなくても、太陽が昇る前に目が覚めても、本人の感覚としたら「眠れなかった」というもの。いわゆる、不眠です。後退症候群の場合は、午後まで眠っていることもあるため、不眠ではなく、過眠なのではと思ってしまうこともあります。

また、生体リズムの乱れが原因にも拘(かか)わらず、遅刻したり、早退したりすることが多いと、性格や努力の問題にされがちなところがあります。内因性の場合は遺伝的になりやすい場合も多く、それを心構えや精神論で片付けられるのは不幸なことだと思います。おそらく本人も、本当の原因に気づいていないことが多いのではないでしょうか。

交代勤務が引き金になる睡眠障害

外的要因で生体リズムが乱れる睡眠障害のひとつに、交代勤務睡眠障害が挙げられます。みなさんのなかにも、またはみなさんの知人のなかにも、二交代や三交代制のシフト勤務で働いている人がいることでしょう。

日本では約2～3割の人たちが交代勤務で働いていると聞いたことがあります。その人たちの多くは、睡眠障害、消化器系の不調、勤務時間中の眠気、倦怠感などの体の不調を感じているそうです。

交代勤務によるこうした体調不良も、睡眠障害のひとつ。

体温が下がって「寝る時間ですよ」と体が言っているときに働き、覚醒系のホルモンが分泌されはじめて「起きる時間ですよ」と体が言っているときに寝る。そんなことでは、生体リズムが乱れて体に異変が起きるのは当然です。

この状態を、脱同調といいます。

交代勤務は圧倒的に体に悪い働き方ですが、交代勤務がなければ現代社会を支えられないのもまた事実です。

たとえば、救急指定病院や入院患者さんのいる病院では、24時間の対応は必須です。看護部門は日勤、準夜勤、深夜勤の三交代制、医師・薬剤部・検査部門は宿直勤務が多いようです。

警察署や消防署、民間の警備会社など、治安を維持する仕事も24時間対応にならざるを得ません。警察署や消防署では、2部、3部勤務が導入されていて、このシフトは医療機関の二交代、三交代の勤務体系とは全く異なるものです。

経済効率から交代勤務を導入し、24時間サービスを提供したり、24時間工場を稼働したりする企業はいくらでもあるし、その勤務体系もバラバラです。

交代制の善し悪しを語るのはむずかしいところがありますが、生体リズムの視点からすすめられないシフトはあります。それは、製造工場の生産ラインで多い、昼夜の二交代制を1～2週間で行っているケース。最初の2週間は日勤、次の2週間は夜勤といったタイプの交代制です。

わたしたちの体は、脱同調が起こっても、再同調させる機能が備わっています。これもホメオスタシス機能ですが、1日に修正できる時間は約1時間とされています。

つまり、二交代制で生活のリズムが12時間ずれると、適応するまでに約2週間はかかるということになります。完全にリズムが同調するまでには、あと1週間くらいは必要でしょう。そうなると、昼夜二交代制で1～2週間でシフト交代をしていると、年中、同調できないことになります。それでは、体に異変が起きてもおかしくありません。

交代勤務の負担を少しでも軽くするときのキーワードも「同調」になります。

まず、二交代、三交代を短い周期で行うのではなく、同じ時間帯での勤務をある一定期間続けることです。たとえば、夜勤を2～3カ月、もっと長期でも構いません。交代勤務ではなく、交代しない夜勤ということです。リズムを適応させていく最初の２週間は大変ですが、体が慣れてくると残りの日数は、比較的らくになります。

人間本来の生体リズムとはそぐわない時間帯での仕事になりますが、変化しないという意味では体に負担がかからないのです。

アメリカでは、長期間の交代勤務が多い傾向があります。なかには夜勤ばかり続けている人もいるほど。家族とのコミュニケーションの時間が少なくなるデメリットはありますが、日勤より高収入になるし、なにより体への負担が軽減されるというメリットがあります。

また、前へずらす交代ではなく、後ろへずらす交代にすることです。

たとえば、病院の看護師の日勤、準夜勤、深夜勤の三交代制の場合なら、深夜勤→準夜勤→日勤ではなく、日勤→準夜勤→深夜勤の順番でシフトを組むということです。後ろへずらすほうが、比較的同調させやすいと言われています。

固有のリズムが24時間より短いマウスでも、回し車で行動量を測った実験では、後ろへずらすほうが、同調させやすいと言われています。後ろ向きの同調のしやすさは単に、固有のリズムの長さの問題ではなく、運動や食事のタイミングなどの影響とも複雑に絡み合っている可能性があります。

人間が本来持っているリズムに逆らったシフト勤務を続けていれば、心身への負担は大きくなり、仕事上のパフォーマンスも下がりやすくなります。厚生労働省の資料によると、シフト勤務者は、がん、糖尿病、高血圧などの生活習慣病、うつなどの精神疾患のリスクが高まることが明らかです。

現代社会にとって必要なシフト勤務とはいえ、働く人たちの健康管理に配慮した勤務体系の構築が企業には求められる時代になっているのです。

時差ぼけも睡眠障害

外的要因で生体リズムが乱れるもうひとつの睡眠障害が、時差症候群。いわゆる、時差ぼけです。

どうして時差ぼけが起きるかというと、現地の時間と自分の生体リズムが合わないからです。昼夜が逆転するような場所へ行くと、活動しなければいけないときに体温がいちばん低くなります。そうなるとパフォーマンスを発揮することもできないし、眠気に襲われてしまいます。逆に、寝なければいけない時間に体温が高くなり、なかなか眠れないということになります。

体に無理が生じれば、眠気だけでなく、頭痛、倦怠感、食欲不振などの不調が出てきます。

時差ぼけは、船で移動しているときには起こりません。なぜなら、船の移動は長時間になるため、環境の変化にゆっくり順応していけるからです。ところが、飛行機での移動は体が慣れる前に到着してしまうので、どうしても時差ぼけが起きてしまうのです。

交代勤務についての節でお伝えしたように、体内時計は1日1時間ずつしか新しいサイクルに同調できません。

たとえば、東京からサンフランシスコへ行くとします。東京とサンフランシスコの時差

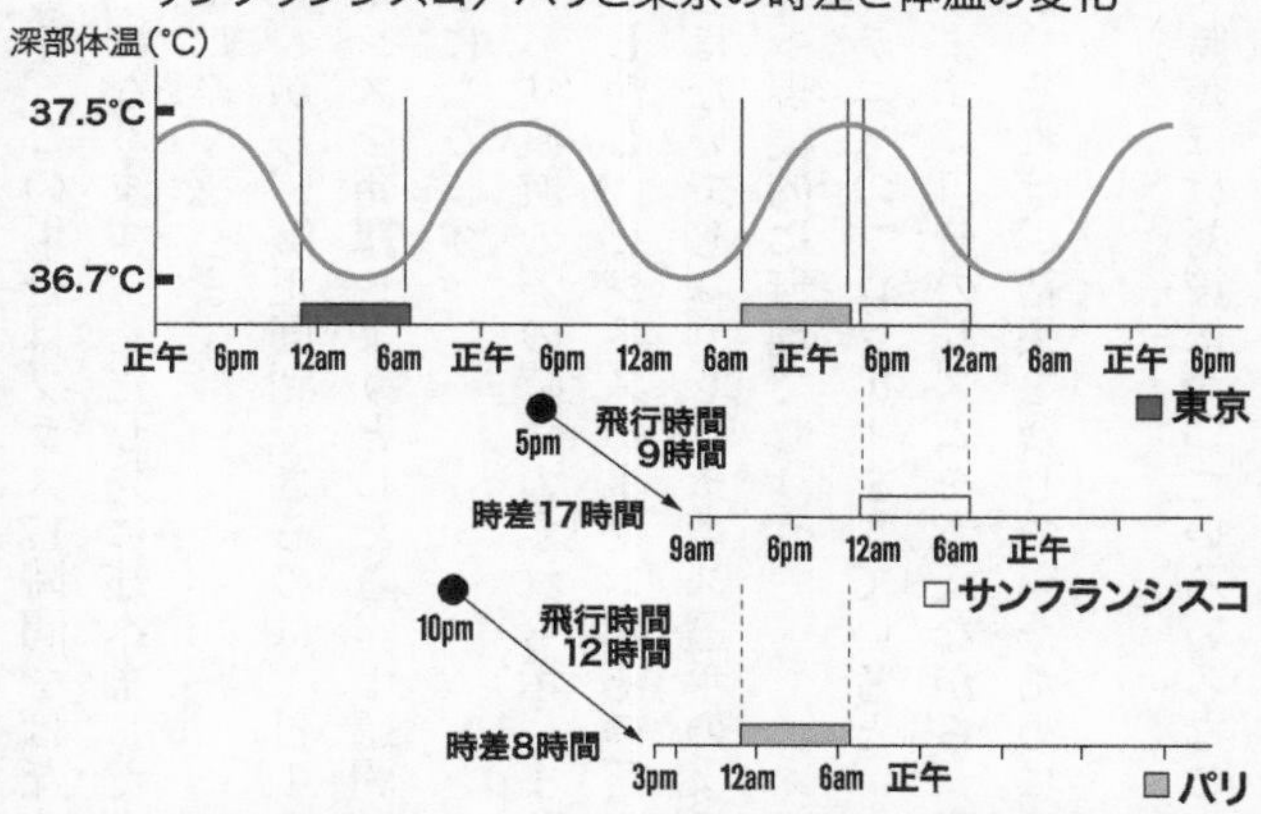

西野精治「トライアスリートはいかにして時差と付き合うべきか【特集：トライアスロンと旅】」〈参照〉

は17時間で、東京のほうが進んでいます。

サンフランシスコに午前9時に到着したとしても、体内時計は日本のままなので、午前2時。1日のうちでも体温が下がっているときです。それでも仕事なら気持ちが張り詰めているでしょうから、眠気を感じることはないかもしれません。

しかし、そのまま夜を迎えても、体内時計はまだお昼頃です。体温は高く、覚醒系のホルモンも分泌されているので、眠りたくても眠れません。それが翌日の眠気となり、徐々に体調不良となって現れてきます。

17時間の差がある場合に体が順応しようとしたら、早く順応できる方向にずれます。つまり、この場合はプラス17時間ではなく、マイナス7時間。体内時計を7時間前に戻すことになります。ただし先に述べましたように、後ろにずらすより、前に順応させる方が体には辛（つら）く感じます。

しかし、修正同調できるのは1日1時間ですから、7時間の時差がある場所でパフォーマンスを発揮しようとしたら、1週間以上前に現地入りして生活したほうがいいということになります。

パリ渡航の際の時間のずれも示しましたので同様にシミュレーションしてください。

しかし、ビジネスパーソンがその日のために1週間も前から現地へ出発できるようなことはないでしょうし、テニス選手のように世界各地を週単位で転戦しているプロアスリートも現実的に無理でしょう。

テニスのプロツアーを見ていると、トッププレーヤーでも試合途中で棄権することがあります。自分のリズムを考えながら、どの大会でベストのコンディションに持っていくのか。それは、結果を残していくためには必要な戦略なのです。

時差ぼけ対策についていろいろなことが言われていますが、朝なら太陽の光を浴びるのがもっとも効果があります。光を感知するとメラトニンの生成が阻害されるので、メラトニンによる睡眠への誘導は遮断することができます。

だからと言って、通常のように、その日の夜になるとメラトニンが分泌されるわけではありません。適応できるのは、あくまでも1日1時間なのです。

このように考えていくと、ビジネスパーソンで短期の出張の場合、あえて時差調節をしない方法もあると思いました。いくらがんばっても1日1時間しか順応しないのだから、ジタバタしないで、重要な仕事に合わせて体調を整える。この際、十分な睡眠を常に取っておくことが要（かなめ）で、その為には時差調整は気にせず、眠いときには眠っておくということが大事です。このように時差を無視して海外で生活すれば、日本に帰国したときの時差ぼけは最小になります。日本でも帰国後に重要な仕事が待っているのですから、帰国後の時差ぼけ対策も同様に大切です。わたしがこういう風に逆説的に考えるようになったのは、絶えず時差のある地域に移動している航空会社のフライトアテンダントの方から以下のような質問を受けたからです。「航空会社からは、現地で、できるだけ昼間に太陽の光を浴びて活動するように言われているのですが、わたしたち、現地に2日しか滞在しないのでこの指示はおかしいと思いませんか？」彼女は自分の体で実感として、会社からの指示の矛盾を感じ取っていたのだと思います。

仮に時差調整でサプリ等を利用するなら、現地の夜にメラトニンを取り入れるという方法もあります。アメリカでは、空港などでもメラトニンがサプリメントで売られているので利用してみるのもいいかもしれません。ただこの際、就寝直前に服用するより、夕食後の服用を心がけてください。メラトニンで眠るというより、現地での生活において昼夜のリズムを強固にすると理解してください。

第5章　子ども、高齢者、女性の睡眠障害

増え続ける睡眠不足の子どもたち

日本人の睡眠時間は世界で最短だと第1章で述べましたが、子どもの睡眠時間も１９７０年代と比べると1時間ぐらい短くなっています。

厚生労働省が行っている「21世紀出生児縦断調査」では、２００１年に出生した4万人以上の子どもの睡眠習慣について追跡調査を実施しています。４歳６カ月時点でのもっとも多い就寝時刻は夜９時台で50・１％、次いで10時台で21・９％。９時前に寝る子どもは5人にひとり以下という状況です。

また、小学生以上の児童の平均就床時刻を調べた調査結果によると、小学生で夜10時台、中学生で11時半、高校生になると深夜０時半とさらに遅くなります。同時に、睡眠不足を感じている子どもは、小学生で約60％、中学生で67％、高校生で74％にものぼります。

中学・高校生を対象に、２０００～２００１年にわたり実施された調査によると、１日の平均睡眠時間が6時間未満だった生徒は全体の30・６％で、学年が上がるほど睡眠時間が短くなるという報告もあります。

こうして見ていくと、日本人の生活がどんどん夜型になり、それに伴い睡眠時間が減少してきたのは大人も子どもも同じのようです。眠りに入る時間は遅くなっても登校時間は変わらないわけですから、あたりまえのように睡眠時間は短くなります。

子どもたちの生活が夜型になっている要因はどこにあるのでしょうか？　幼児から小学校低学年の場合であれば、親の生活スタイルが多分に影響していることが考えられます。残業などで親の帰宅が遅くなると、帰りを待っている子どもの就寝時間も遅くなるのは当然です。母親が働いている家庭では、母親の労働時間が長いほど夜10時以降に寝る子どもの割合が多いという調査結果も存在します。

子どものライフスタイルそのものが大きく変わってきているのも原因でしょう。学校の宿題に追われるだけでなく、塾や習い事で帰りの時間が遅くなることもあるはずです。また、時代的にインターネットの動画を長時間観ることや、スマートフォンを操作している時間も増えたにちがいありません。学業で忙しいうえに、デジタルデバイスを保有していることで、夜遅くまで起きていることが日常になってしまっているのです。

夜ふかしをしている子どもたちの多くは、学校がない週末の朝は遅くまで寝ていることが容易に想像できます。寝不足を解消しようとして睡眠が長くなるのは、体の仕組み的に見ても自然なことです。しかし、それが平日より2時間以上も長い睡眠だとしたら、すでに慢性の睡眠不足に陥っている可能性は否定できません。

寝不足の状態で朝に起こされ、頭がすっきりしないまま朝食も摂らずに登校し、学校では強い眠気をこらえて授業を受けている子どもたちが数多くいます。極端な場合だと、一応は登校しても、午前中はずっと眠っている子どももいると聞きます。そして下校時刻くらいになると元気が出てきて活動的になる。夜、自宅で子どもの元気な姿を見れば、学校でぼーっとしたり、居眠りしたりしている姿に親が気づくことはありません。

そしてあるとき、本格的にいつもの時間に起きることができなくなり、学校へ行くことさえできなくなります。

夜型の生活が続くことで、人間に本来備わっている生体リズムが乱れてくるのは、大人も子どもも同様です。朝、起きられなくなるのは、そのリズムが後ろにずれて固定されてしまっているから。これは、睡眠相後退症候群です。子どもの後退症候群は、遺伝的素因もあるのでしょうが、生活習慣の影響のほうが大きいと思われます。

実際問題として、後退症候群が原因で不登校になる子どもたちが増えてきました。遺伝的素因のある人数は変わらなくとも、社会が夜型になると、それが誘因になり、睡眠相後退症候群の発症が増えても不思議ではありません。

不登校になると、周囲の人たちは「やる気がない」とか、「もっと前向きにならなきゃダメだ」とか、〝気持ちの問題〟と捉える傾向があります。しかし、睡眠相後退症候群という睡眠障害が真の原因なら、いくら「がんばれ」とか「できるから」などと、応援したり励ましたりしたところで不登校は一向に解消しません。

睡眠専門医に後退症候群への対応を相談しないままでいると、週末には昼過ぎまで眠るために、体内時計をリセットするための朝の光を浴びる機会さえ失うことになりますから、十分な注意が必要です。

子どもの脳の発育には睡眠が欠かせない

睡眠不足は、子どもにとっては大人以上に大きな問題です。

脳が未熟な状態で生まれてくる動物たち——たとえば人間を含めて、犬も猫も、生まれたばかりの頃の睡眠量は非常に多くなります。そして、脳がある程度発達してきたら、大人の睡眠パターンに似てきます。

逆に、脳が発達した状態で生まれてくる動物は、生まれたばかりの頃から睡眠量は少なく、睡眠パターンも大人に似ているとされます。モルモットやコウモリのように、生まれたときから目が明いていたり、歯があったり、馬や羊のように生まれてすぐに立ち上がる動物などがそれに該当します。

人間の赤ちゃんは、本当によく眠ります。新生児の頃は1日に何回も眠り（多相性睡眠）、トータルで16時間くらい眠っています。

子どもと大人では、睡眠パターンがまったくちがうのです。

大人の場合のノンレム睡眠は、入眠時は深く明け方が近づくと浅く短くなりますが、子

睡眠の変化と脳の発育

人間のノンレム・レム睡眠の変化

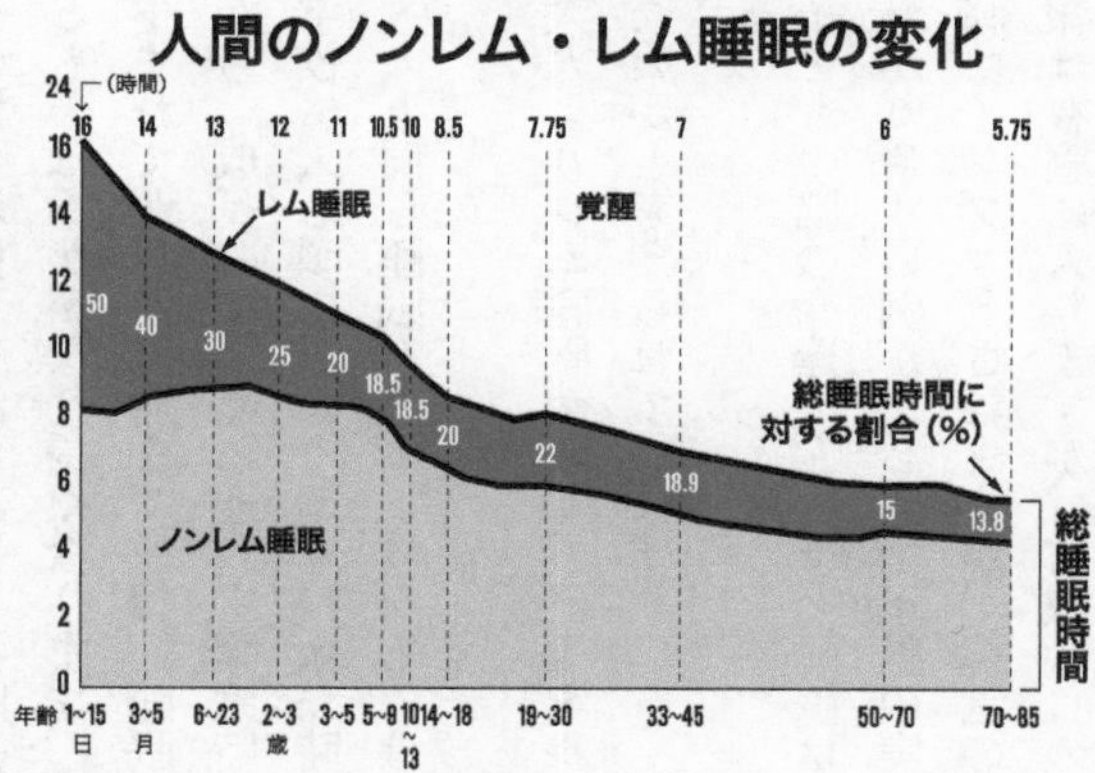

Roffwang, H.P., Muzio,J.N. and Dement, W.C. Ontogenetic development of the human sleep-dream cycle. Science, 1966. 152(3722):p. 604-19.

動物のレム睡眠の変化

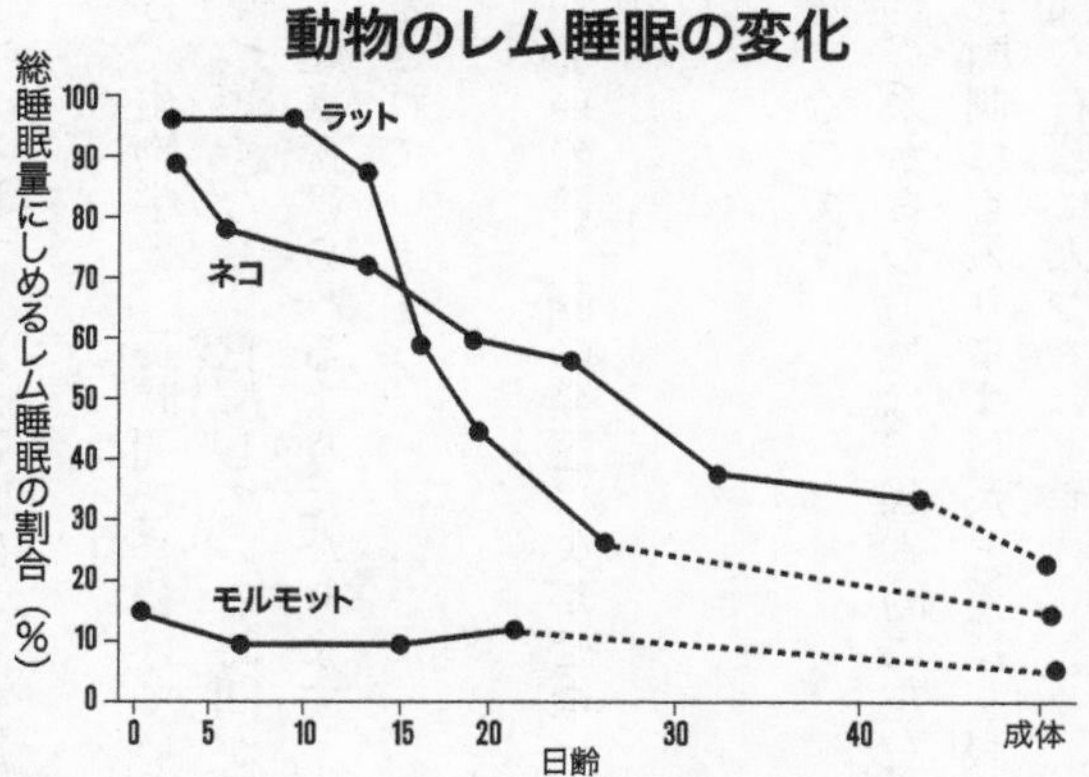

Jouvet-Mounier, D., L. A stic, and D. Lacote, Ontogenesis of the sates of sleep in rat, cat andguinia pig during the first postnatal month. Dev Psychobiol, 1970. 2:p.216-39.

どもの場合は何度も深いノンレム睡眠が出現します。そして、レム睡眠は大人と比べると、子どものほうがかなり長くなります。

生まれてから幼児期まで多相性睡眠になるのは、生物学上、長時間起き続けていられないから。成長していくに連れて睡眠時間は少しずつ短くなり、覚醒している時間が増え、小学校に入る頃に、ようやく14～15時間連続して起き続けられるようになります。

大人と同じ睡眠パターンになるのは、12歳頃とされています。

大人よりレム睡眠が多く、トータルの睡眠量が多いのは、脳の発達に欠かせないからではないかと考えられています。

子どもの脳の発達にとって、睡眠はもの凄く重要なのです。

わかりやすい例が、2匹の子猫の実験です。神経系からの情報は、基本的に左右交差して脳にインプットされますが、視覚の場合は一部同側にも入ります。たとえば左眼からの情報は右脳に入りますが、右眼からの情報の一部も右脳に入っています。

そこで、生まれたばかりの子猫2匹の右眼に眼帯をつけ6時間塞ぎ、右眼からの情報が

脳の可塑性と睡眠

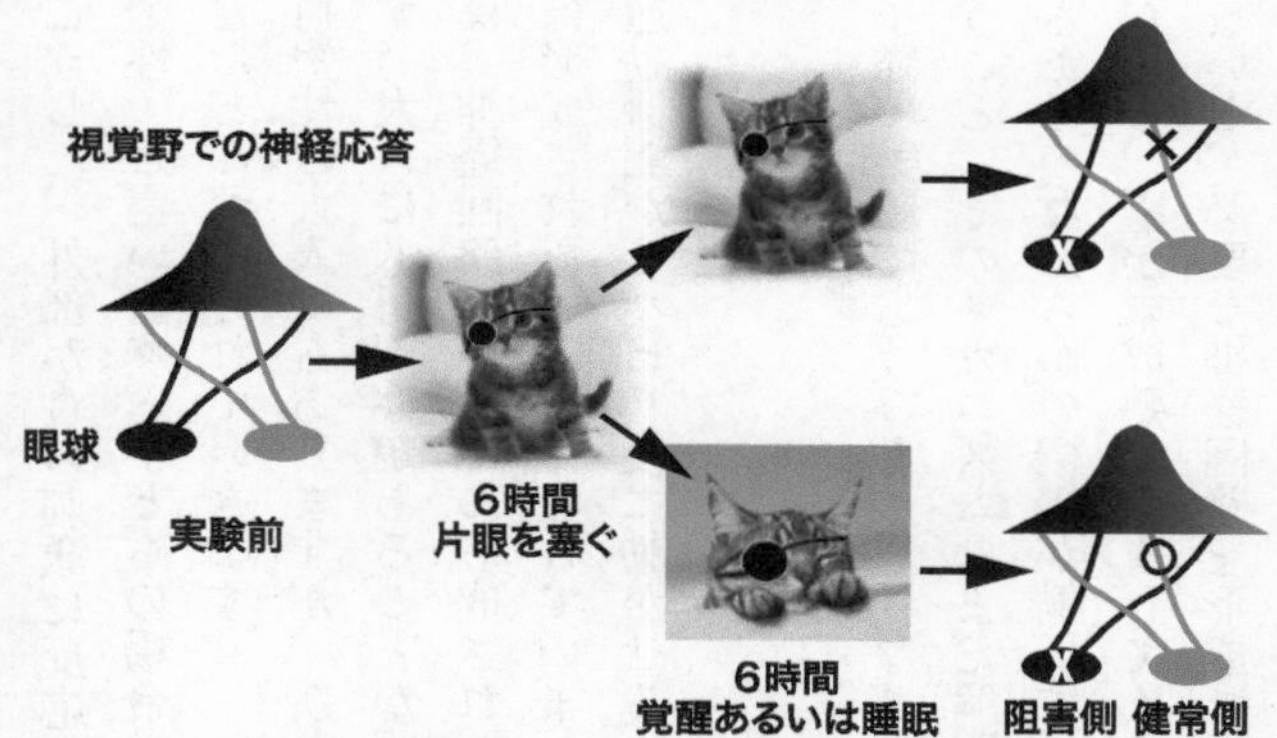

Frank, N.G., N.P. Issa, and M.P. Stryker, Sleep enhances plasticity in the developing visual cortex. Neuron, 2001. 30(1):p.275-87. から作図

入らないようにします。つまり、その6時間は、左脳に視覚からの情報は入らないということです。その後、1匹の子猫には睡眠を取ってもらい、もう1匹の子猫は起きたままでいてもらいます。

そして、睡眠を取った子猫が起きたら、もういちど右眼に眼帯をつけます。ここでなにが起きるかというと、睡眠を取った子猫の左脳に、本来はメインでない左眼からの情報が入るのです。起きていた子猫の左脳には、視覚からの情報は入りません。

これは、脳にいままではなかった「左眼から左脳へ」という神経回路が新たに形成されたということを意味します。

こうした、外部からの刺激に反応して脳が最適な処理システムをつくることを、「脳の可塑性」と言います。子どもの場合は脳が未発達なので、刺激に対応して新しい神経回路がどんどんつくられていきます。

可塑性は大人にもありますが、新たな刺激が少ないため、活発な変化は起きにくくなります。大人にも可塑性があることが明らかになったのは、ほんの20～30年前のことで、以前は、神経回路がいったん形成されると、その神経回路が死滅することはあっても、新しくは形成されないと考えられていました。つまり、脳出血や脳梗塞などで一時的に麻痺した運動機能がリハビリ後に動かせるようになるのは、筋肉の回復だけでなく、脳の可塑性にもよります。

子猫の実験でもうひとつ重要なことは、睡眠を取らないと新しい回路は形成されないということ。そのメカニズムはまだ解明されていませんが、おそらく睡眠中に神経回路をつくるためのなんらかの機構が働いているのでしょう。

だから、脳が未成熟で生まれてくる動物の睡眠量は多いのです。それだけ長く睡眠を取らないと、必要な神経回路を形成できないのだと推測することができます。

そう考えると、幼少期の睡眠不足や睡眠障害によって、脳の発育に問題が出てくる可能性は十分にあるでしょう。

子どもに多く見られる睡眠障害

睡眠相後退症候群以外でも、第4章までに紹介してきた睡眠障害のなかで子どもにも起きる症状があるのでここで押さえておきます。

代表的なのは、睡眠時無呼吸症候群でしょう。3～6歳の幼児にもっとも多いとされていて、子どもの場合の主な原因は、アデノイド・扁桃(へんとう)肥大です。

のどの奥にあるアデノイド（咽頭(いんとう)扁桃）と口蓋(こうがい)扁桃という場所は、特別な原因がなくても、生理的に大きくなる時期があります。アデノイドは5歳くらいがピークで10歳くらいには小さくなります。口蓋扁桃は7～8歳でピークになり、12～13歳くらいになると小さくなります。

これらの身体的な要因から、のどの奥が腫(は)れたような状態になることで呼吸が妨げられるのです。アデノイド・扁桃肥大以外となると、アジア人特有の、下顎が小さく奥まっていることで気道が狭くなるのが原因と考えられます。また最近は、子どもの肥満が増加していて、小学校高学年から中学生では肥満に伴う睡眠時無呼吸症候群も多く見られるようになってきました。

子どもに多い睡眠障害として、パラソムニア（睡眠時随伴症）が挙げられます。

パラソムニアは、睡眠中に異常行動や不可解な身体現象がある症状で、具体的には寝ぼけ、夢遊病（睡眠時遊行症）、夜驚症（睡眠時驚愕症）、それから悪夢などがあります。発達期の子どもに多く、大人になれば症状は治まります。

夢遊病は、寝ているときに突然起き上がって寝床の上に座ったり、ドアに向かって歩き出したり、その場をぐるぐると歩き回ったりなど不思議な行動を取ります。しかし、しばらくするとなにごともなかったように再び寝ます。覚醒後、本人はそのことを覚えていません。

夜驚症は、眠りについてからあまり時間が経たないうちに恐怖から目が覚めてしまいます。ただし、そのときは完全に覚醒しているわけではありません。３～７歳の頃にもっとも多く起こり、目が覚めるだけでなく、悲鳴を上げたり、泣き叫んだり、パニックになったりすることもあります。

そのため、最初にそれらの症状を見た親は不安になることが多いと聞きます。なだめるとかえって興奮することが多いので、危険のないように見守ることが肝心とされています。

夜驚症もまた、夢遊病と同じように数分後には眠りにつき、症状のことは覚えていません。夜驚症を発症する子どもの約３分の１には、夢遊病の症状も見られます。

悪夢は、レム睡眠のとき見る怖い夢で、夢遊病や夜驚症と異なり、覚醒したときに夢の内容を覚えています。

子どものパラソムニアの原因はまだよくわかっていませんが、多くは成長すると発作が起こらなくなります。そのため、睡眠に関する脳の神経系の発達や成熟がまだ不均衡で不完全なために生じるのではないかと考えられています。

夢遊病も夜驚症も、そして悪夢も、通常は、成長するにしたがって自然消失することが多い症状です。症状が一定している場合は、それほど心配する必要はないと思われます。

子どもの睡眠障害と発達障害の症状

寝ているときに呼吸が止まったり、異常な行動をしたりすると、本人に自覚はなくても途中覚醒することになります。同時に、夜間に何度も覚醒すると睡眠不足に陥り、日中に眠たくなることが多くなります。

大人と子どもが異なるのは、子どもの場合は、眠気に襲われることより、落ち着きがなくなったり、イライラしたり、キレやすくなったりなどの行動が多いことです。

この症状は、注意欠陥多動性障害（ＡＤＨＤ）や学習障害（ＬＤ）といった発達障害とよく似ています。症状はたしかに似ているのですが、いまのところ、睡眠障害と発達障害の因果関係はわかっていないため、同じとは特定できません。

しかし、症状が似ているため、睡眠障害なのにＡＤＨＤやＬＤと医師から診断されることはよく起こります。日中の行動異常を理由に病院へ行けば、そう診断されても不思議ではありません。ＡＤＨＤやＬＤと診断された子どもが、実は睡眠時無呼吸症候群で、その治療をしたら行動異常がなくなったということはよくあることです。

これは、睡眠障害が発達障害になるのではなく、睡眠障害を発達障害と誤診したために起きるケースです。

ナルコレプシーも誤診されることがある睡眠障害のひとつ。

ナルコレプシーの症状には、昼間に突然失神したように眠ってしまったり、感情が爆発したときに体が崩れ落ちたり、入眠初期に金縛りにあったりなどがありますが、すべての症状が最初から発現するわけではありません。子どもの場合は、急に怒ったり、イライラしたりするなどの行動異常からはじまることもあります。

ナルコレプシーの発症のピークは13～14歳ですが、4～5歳で発症することもあり、その症状はかなり異なります。4～5歳の場合は、症状が重篤であったり、脳の器質的な変化を思わせる症状も出現します。オレキシン神経細胞が幼児期に脱落するのでオレキシン自体が脳の発育にも関わっているのか、あるいはオレキシン欠乏とは関係なく幼いときに睡眠障害があれば脳の発育に影響をおよぼすのか等に関してはまだわかっていません。

しかしながら、ここで述べたさまざまな情報を加味しますと、子どもの頃に睡眠障害になると、脳の発達に影響が出る可能性もあり、それが発達障害につながらないとは言い切れません。

そもそも、睡眠不足と言われる子どもたちが増えてきたのはここ最近のことで、そのことが子どもたちの将来にどのような影響をもたらすのか、いまのところは不透明です。睡眠時間の減少や夜型生活と言われはじめて、まだ20〜30年くらいのことですから、影響がはっきりと表れてくるのはこれからになるでしょう。

子供の睡眠の問題や、それにまつわる両親からの相談に関しては、子供の年齢や両親の就労状況等を考慮する必要があり、中でもニューヨーク在住で乳幼児コンサルタント資格を取られた愛波文(あいばあや)さんの乳幼児を持つ母親への睡眠啓蒙(けいもう)活動が注目されます。著書に『ママと赤ちゃんのぐっすり本』(講談社)があります。

全国に広がる「眠育」の教え

大阪府堺(さかい)市に、子どもたちの睡眠への意識を高めるプロジェクトがあります。

「眠育」、つまり睡眠教育です。

これは、数年前から、中学校の教員だった木田哲生氏（堺市教育委員会学校教育部生徒指導課）が、不登校対策としてはじめたもの。きっかけは、慢性的な睡眠不足によって生体リズムが乱れ、不登校になる子どもたちが急増していたからでした。

眠育をはじめてから学校不適応、不登校、情緒障害などが明らかに減少し、特に不登校は3年で30％ほども減ったそうです。その劇的な成果を評価した堺市は、市全体で眠育に取り組みはじめ、その活動はいまでは全国各地にまで広がっています。

木田氏は、熊本大学名誉教授で小児科医の三池輝久先生と『「みんいく」ハンドブック』（学事出版）を小学校低学年用、高学年用、中学生用の3種類制作し、それぞれの年齢に合わせて睡眠の基礎知識をわかりやすくまとめています。

また、三池先生が監修し、木田氏と幼稚園教諭である伊東桃代氏が編著、絵本作家のさいとうしのぶ氏が絵を描いた睡眠啓蒙絵本『ねこすけくんなんじにねたん？』（「みんいく」地域づくり推進委員会／リーブル刊）では、夜ふかしがよくない理由を幼児でもわかるようにまとめています。

奈良県にある中高一貫の私立校・西大和学園も、眠育の例として紹介したい活動をしています。

西大和学園では、寮生活をしている生徒たちを対象に、睡眠指導プログラムを導入しています。

睡眠に関する基礎知識を学び、「いい睡眠」を得るにはどうしたらいいかを考え、睡眠医療専門医（東京慈恵会医科大学教授・太田睡眠科学センター所長、千葉伸太郎先生）の指導のもと、自分の睡眠プログラムを組むそうです。この活動を通じて生徒たちは、睡眠への意識が変わるとともに、成績にもいい影響が出てきているといいます。

これまでは、子どもたちが睡眠のことを学ぶ機会はほとんどありませんでした。チャンスがあるとするなら、それは家庭という場所なのかもしれませんが、睡眠について正しい知識を持ち合わせている親は正直なところ少ないと思います。

こうした眠育の活動のなかで、子どもたちも親も睡眠の大切さを知ることは、非常にいいことだとわたしは思っています。睡眠の知識を身につけると、いい睡眠を取ろうという主体性も生まれてくるはずです。

睡眠にも老化現象がある

ここからは、高齢者の睡眠について書き進めていきます。

わたしたちの体は、加齢とともにさまざまな機能が衰えていき、細胞も死んでいきます。体力はどんどん落ち、いつしか老眼になり、白髪が増えていくというように……。そして、睡眠もまた、加齢によって変化が起こります。

なかでも大きな変化は、若い頃と比べると早寝早起きになることでしょう。これは、加齢によって生体リズムが前にずれて固定されるため。そして、睡眠だけでなく、睡眠・覚醒の機能にかかわる体温、ホルモンの分泌などの生体機能の働きも前倒しになります。

これらの影響により、若い頃と比べると午後８時とか９時くらいに就寝時間も早くなる一方、覚醒系のホルモンの活動も早くなるので、午前３時とか４時には目覚めてしまうことになります。しかし、これらはあくまでも加齢による変化なので、症状が極端でなければ睡眠障害というわけではありません。

睡眠・覚醒の機能は前倒しになるだけではありません。機能そのものが衰えてきます。たとえば、体温調節がうまくいかなくなります。血管や血液を送り出す機能が老化するため、若い頃と比べると血液循環が悪くなります。心臓や血管に疾患があればなおさらでしょう。体温調節がうまくいかなくなると、熱放散機能も弱くなります。

熱放散とは、深部体温を下げるために血管を拡張させて血流をよくし、皮膚の毛細血管から外に熱を放出すること。逆に深部体温を上げるためには、血管を収縮し、皮膚の毛細血管から熱が逃げないようにし、熱の産生を促します。加齢で内臓機能が劣化したり、筋肉が細くなったりすると、熱産生能力も衰えるのです。

体温がうまく調節できないと、睡眠の準備も、整わなくなり持続する深い睡眠も出現しにくくなります。

若い人では、入眠前後に速やかな体温下降がみられますが、高齢者では、体温の下降は小さくなり、寝つきの悪さや中途覚醒の原因にもなります。

また、体内時計をリセットするための光を感知するシステムも鈍くなります。加えて、ホルモン分泌が衰えるため、メラトニンの分泌も悪くなります。

若年者（20-39歳）と高齢者（55-65歳）での
就寝時の深部体温の経時変化と
深いノンレム睡眠の出現の経時変化

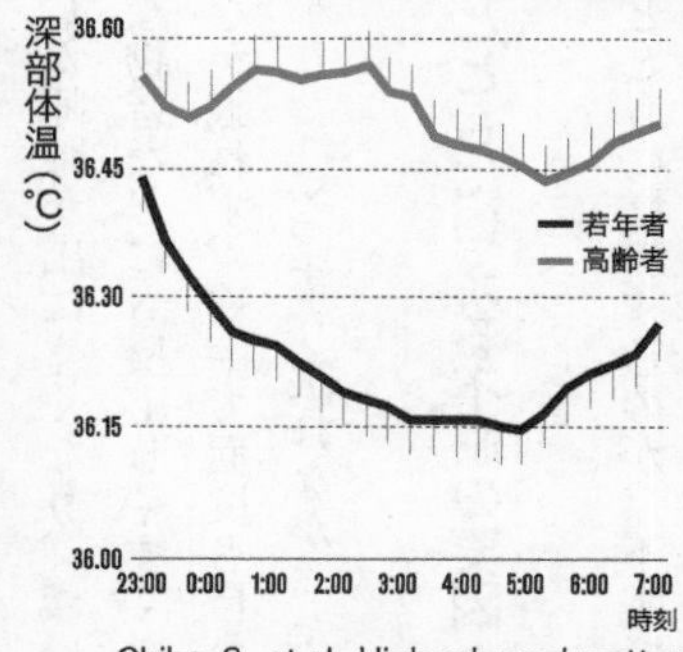

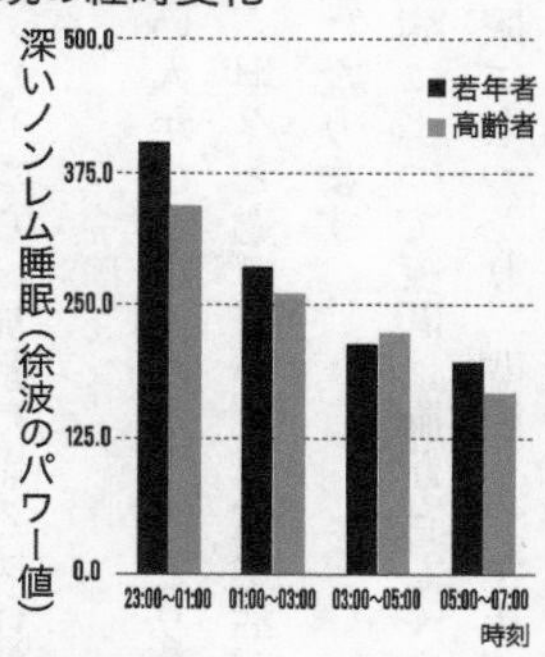

Chiba, S., et al., High rebound mattress toppers facilitate core body temperature drop and enhance deep sleep in the initial phase of nocturnal sleep. PLoS One, 2018. 13(6):p.e0197521

加齢によって、いろいろな機能が衰えると、睡眠が阻害されるようになるということです。だからといって、眠気がないのに「やることがないから寝床に入る」のは逆効果でしょう。寝つきは悪いうえに、寝床のなかでうつらうつらしている時間が増えるだけです。寝ているような……寝ていないような……そんな時間が、だらだらと続くだけです。

眠れる時間は、年齢を重ねるごとに短くなりますが、それは自然なことなのです。寝床に早く入ったからといって、若い頃と同じ量の睡眠が取れるわけではありません。

高齢者の睡眠には、睡眠が浅くなるという特徴もあります。その要因は、入眠初期の深いノンレム睡眠が出にくくなり、浅いノンレム睡眠が多くなるからです。そのため、尿意や小さな物音などにも反応しやすくなり、睡眠中に目が覚めてしまうことが多くなります。なかなか眠れず、途中で何度も目が覚めると、起きたときに感じる睡眠の満足度は低くなるばかり。「ぐっすり眠れなかった」という感覚を抱く日が多くなります。

加齢とともに増える不眠の要因

加齢とともに増加するのが、不眠です。高齢になればなるほど、眠れない理由が多くなります。なぜなら、加齢による肉体的な衰えだけでなく、こんなこともその要因となるからです。

親しい人が亡くなったり、ひとり暮らしになったりといった心理的なストレス、メリハリもなく坦々(たんたん)と過ぎていく日常生活、血圧や糖尿などの治療薬の副作用、すべてが眠れない理由になります。

心臓病によって夜間に胸が苦しくなったり、前立腺(せん)が肥大することで排尿障害が起きて夜間多尿になったり、関節リウマチで痛みが出てきたりなど、罹患(りかん)している病気が原因でも眠れなくなります。

うつ病、認知症、アルコール依存症などの精神疾患によっても眠れません。さらに若い頃には睡眠に影響を与えることが少なかった運動不足や夜勤などの生活習慣や、眠気覚ましの効果があるカフェイン入りの飲み物やアルコール類などの嗜好品も不眠の原因になることがあります。

不眠症が酷くなると睡眠薬を処方されることになりますが、現在、日本で使われている睡眠薬は安全性が高いので、過剰な心配をしなくてもいいでしょう。ただし、高齢者は若年者に比べて睡眠薬に対する感受性が高く（少量で効きやすい）、老化による内臓機能の低下によって体外に排泄する力も弱くなるので、注意深く使用する必要はあります。

年齢を重ねた人ほど知っておきたいことのひとつとして、睡眠にはアンチエイジング効果も期待されていることがあります。

人間の体にある約37兆個の細胞は絶えず新陳代謝を繰り返していて、細胞が入れ替わるたびにＤＮＡの情報がすべてコピーされ細胞内に格納されます。この作業にエラーが出やすくなるのが、老化現象です。

若いときはエラーが起きても修復する機能が高いのですが、高齢になるとその機能は衰え、細胞に異変が発生し、さまざまな生理機能が正常に機能しなくなります。

種々のホルモンの分泌量が減る要因も、それが関係しています。

アンチエイジングには、特にグロースホルモン（成長ホルモン）の分泌がかかわります。グロースホルモンとは、骨格や筋肉、皮膚のメンテナンスに欠かせないホルモンです。グロースホルモンの分泌が悪くなると、たとえば、閉経後に女性ホルモンが激減することで骨密度が低下する女性の場合は、骨粗しょう症になるリスクが高まります。骨粗しょう症になると、ちょっとしたことで骨折しやすくなることはご存じでしょう。骨折した場所によっては、そのまま寝たきり生活がはじまる可能性も否定できません。

このグロースホルモンがもっとも多く分泌されるのは、最初のノンレム睡眠のときとされています。つまり、年を取っても、睡眠が十分に確保されていればその年齢に応じて最大のグロースホルモンは分泌されるということです。

そのためにも、意識的に良質な睡眠を心がけ、その努力をすべきなのです。

昼寝が認知症の発症率を下げる

アルツハイマー病などの認知症になると、同年代の人と比べても睡眠が浅くなることがわかっています。

重度の場合は、わずか１時間でさえ連続して眠ることができなくなると言われるほど。認知症の人は夜間の不眠のせいで、昼間に睡眠を取ることが増え、昼夜逆転の睡眠・覚醒リズムに陥るようになります。

また、認知症になるとしっかりと目が覚めず「せん妄」と言われる、もうろう状態がしばしば出現します。このようなときには不安感から興奮しやすく、ときに攻撃的になることも。認知症の人のなかには、夕方から就床の時間帯に徘徊(はいかい)、焦燥、興奮、奇声などの異常行動が目立つ日没症候群という現象も見られます。

これもまた、医学的見地からすると、睡眠・覚醒リズムの異常も関係していると考えられています。

睡眠から考える認知症対策としては、日中の過ごし方があります。

ひとつは、体内時計を正常に戻すために光を浴びること。

光は、生体リズムの調整にもっとも影響を与えるものです。太陽光が最強ですが、人工の光でも効果があることが最近の研究でわかってきています。

自宅の場合でも、介護施設や病院の場合でも、光が入らない部屋で生活している高齢者の人は多いと聞きます。とにかく理由はなんであれ、外に連れ出して光を浴びてもらう、外出できないなら高照度の蛍光灯やＬＥＤのブルーライトを浴びてもらうことです。それだけで、体内時計が調整され、夜間徘徊や問題行動が改善したというデータも出てきています。

もうひとつは、夜にまとまった睡眠が取れている人なら、軽い昼寝をおすすめします。若い頃と同じように眠れないからといって、高齢者は短時間睡眠でいいというわけではありません。

国立精神・神経医療研究センターの朝田隆（あさだたかし）氏、髙橋清久（たかはしきよひさ）氏らが２０００年に行った「昼寝の習慣と認知症発症リスク」についての調査によると、「30分未満の昼寝をする」人は、「昼寝の習慣がない」人に比べて、認知症発症率が約7分の1、「30～60分昼寝をする」人

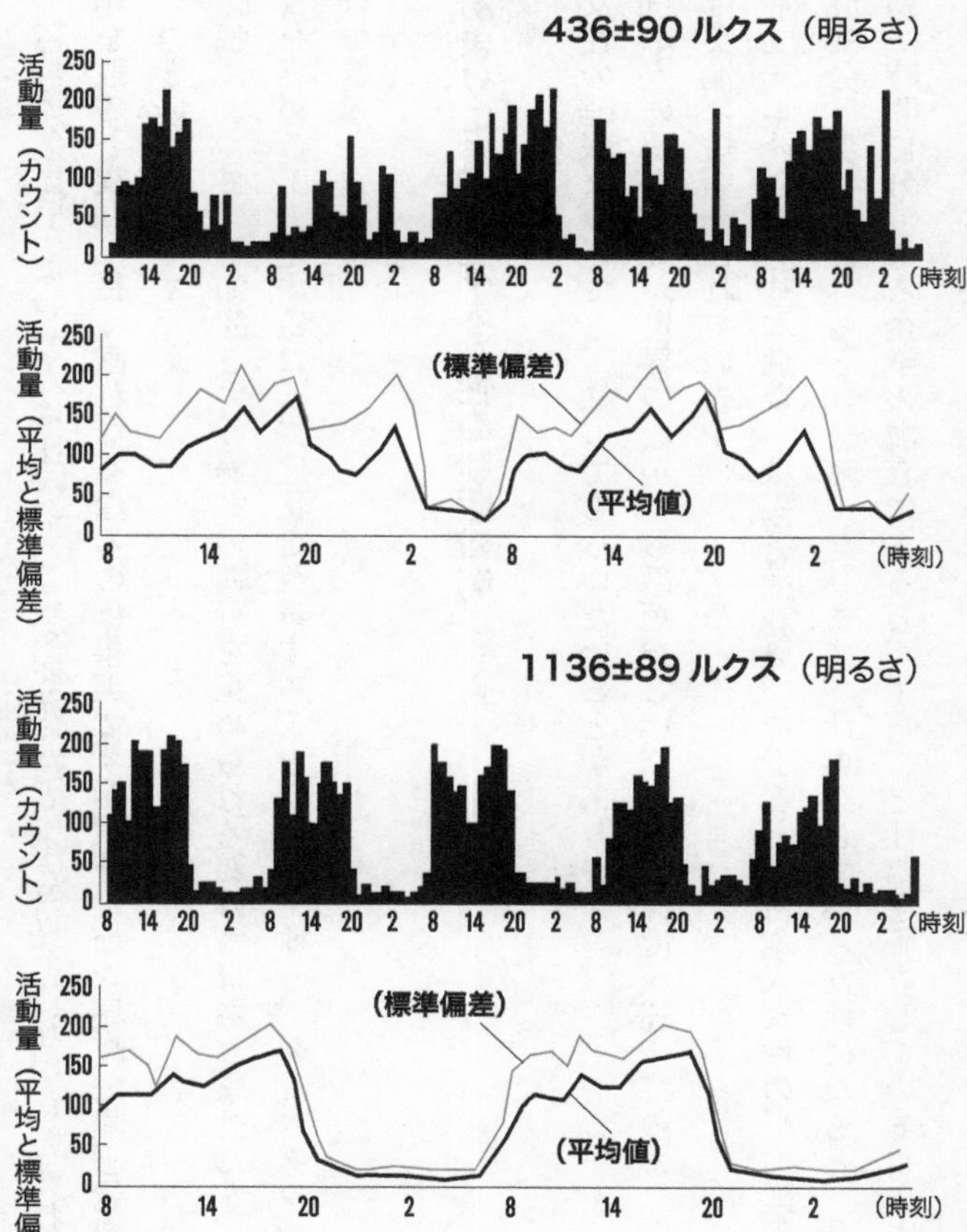

Van Someren, E.j., et al., Bright light therapy: improved sensitivity to its effects on rest-activity rhythms in Alzheimer patients by application of nonparametric methods. Chronobiol Int, 1999. 16（4）:p.505-18.

も、「昼寝の習慣がない」人に比べて、認知症発症率が半分以下になったとされます。

年を取ると夜間に長く眠れなくなるのは事実ですが、それなら昼寝で睡眠量を補充すればいいということです。

睡眠によって、認知症という病気の進行を止められるわけではありませんが、睡眠の量と質を高める工夫をすることで症状を改善することは可能ですし、発症リスクを減らすことはできると言えます。

あまりに短い日本人女性の睡眠時間

女性の睡眠についても、知ってもらいたいことがあります。

日本人の睡眠時間が世界のなかでも最短だということは何度か述べてきましたが、とりわけ女性は短いとされています。

「平成28年社会生活基本調査」(総務省統計局)によると、日本人女性の平均睡眠時間は7時間35分。男性と比べると10分短くなります。仕事をしている女性になると、さらに短く、平均7時間15分。ある企業の調査によると、子育てと仕事を両立しているワーキングマザ

昼寝時間と認知症発症のリスク
（昼寝なしを1とした場合の数値）

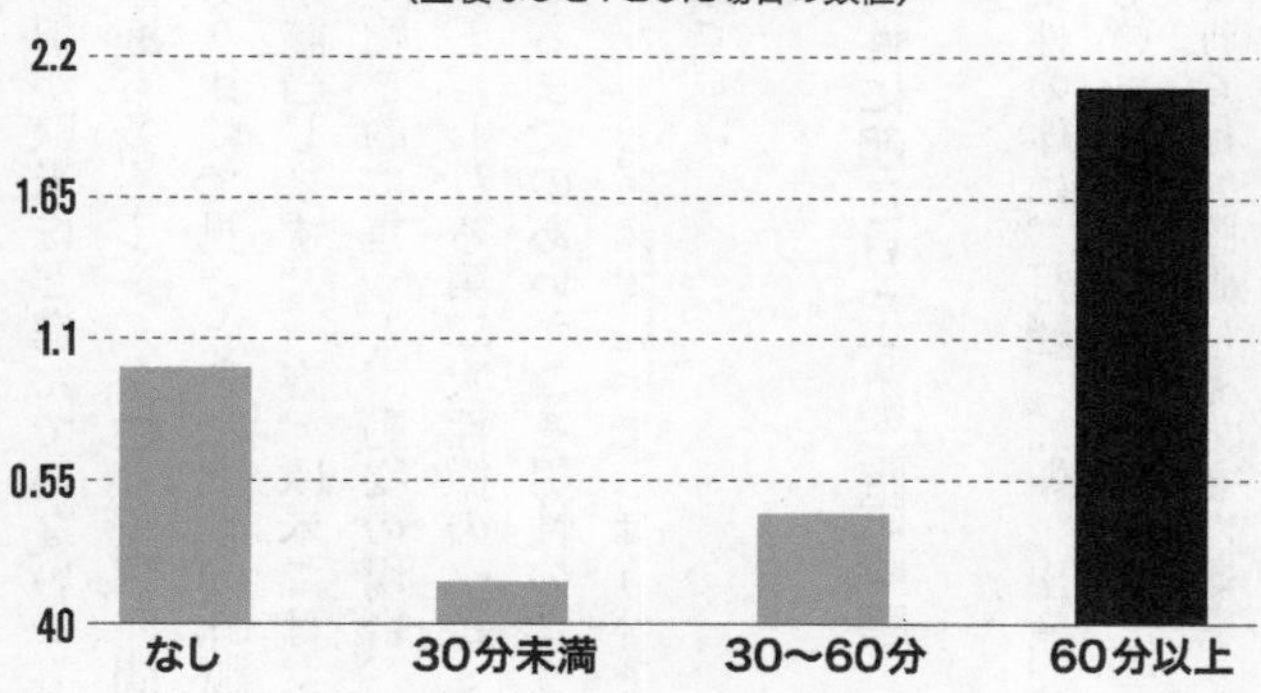

Asada, H., et al., Association between patient age at the time of surgical treatment for endometriosis and aryl hydrocarbon receptor repressor polymorphism. Fertil Steril, 2009. 92(4):p.1240-2.

ーの平均睡眠時間は6時間36分。平均よりも1時間近く睡眠を削られる生活をしているということです。その調査のなかで「削らざるを得ない時間」として1位に挙げられたのは、睡眠時間でした。

高度成長期だった頃の日本は、家庭を守る専業主婦というものが主流でした。家事や育児を一手に引き受けていたのが女性だったのです。しかし、男女雇用機会均等法の施行など、女性の社会進出があたりまえになり、1997年以降は共働き世帯が専業主婦世帯を上回り、いまでは6割強が共働き世帯になっています。

問題なのは、共働きなのに、夫婦間での役

割分担が欧米ほど進んでいないことでしょう。相変わらず家事や育児を奥さんに任せきりの家庭も多く……、女性は睡眠時間を削るしかない状態にあると言えます。

男女比較で見たときに女性の睡眠が短いのは、日本のほかにインド、韓国、メキシコなどが該当します。一方、欧米では女性のほうがよく寝ています。

生物学的に言うと、動物の場合、雌雄で睡眠の量に差はありません。人間の場合は、思春期と言われる第二次性徴のタイミングは少しだけ女性が早いため、男性が第二次性徴を迎えるまでのあいだこそ男性のほうが睡眠量は少し長くなりますが、その後は、ほとんど差がないと考えていいでしょう。そうなると、やはり日本の女性の睡眠時間はあまりに短いのです。

女性に起こりやすい睡眠障害

女性の体は、月経、妊娠・出産、閉経など、生涯を通して大きなホルモン変化にさらされています。

それらは、睡眠にも大きな影響を与えます。月経前には日中の眠気、妊娠中には日中の

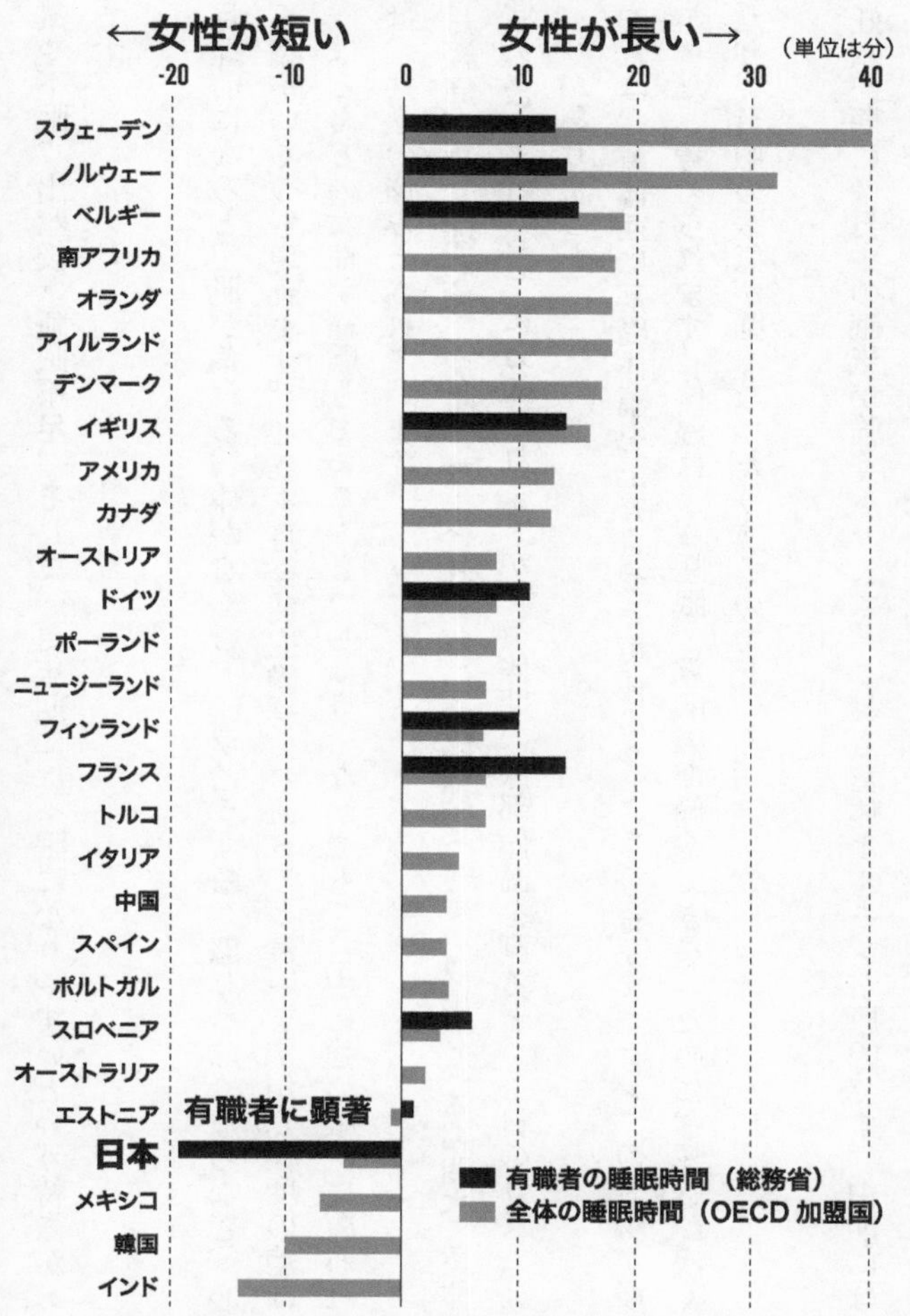

「睡眠時間の男女差」（OECD と総務省データから三島和夫氏作成）

眠気や不眠、出産後は睡眠不足、そして、更年期には不眠になりやすいという特徴があるのです。

月経前になると、肌が荒れる、体がむくむ、イライラする、怒りっぽくなるなど、心身に不調がいくつも現れます。これを月経前症候群（ＰＭＳ）と言いますが、程度の差はあれ、ほとんどの女性が経験していることでしょう。なかでも、日中に強い眠気に襲われるのは、共通の悩みとされています。

月経周期は、卵胞期（卵子が放出される前）、排卵期（卵子が放出される期間）、黄体期（卵子が放出された後）に分類されますが、黄体期の深部体温を測ると、１日のリズムにメリハリがありません。

これは、黄体期に基礎体温を上昇させる黄体ホルモン（プロゲステロン）の分泌が増えるからだと考えられます。体温による睡眠・覚醒の準備ができないために、睡眠が浅くなったり、日中の眠気が強くなったりするのでしょう。

妊娠前期には日中の眠気が強くなります。これも黄体ホルモンが原因です。中期には比較的安定しますが、後期には中途覚醒が見られるようになります。

また、妊娠が睡眠時無呼吸症候群やむずむず脚症候群のきっかけになる場合があります。睡眠時無呼吸症候群になるのは、肥満の人がなりやすいのと同じ理由で、急な体重増で首まわりに脂肪がつき、気道が狭くなるからです。

妊娠中の睡眠時無呼吸症候群は、母親の無呼吸が胎児の酸素不足をもたらし、発育障害につながる可能性があるので、適切な治療をしてほしいと思います。

むずむず脚症候群になる原因はまだ解明されていませんが、出産後に症状は改善していくことが大半ですので鉄欠乏性貧血の関与も指摘されています。

産後は、体が妊娠前の状態に戻ろうとするため、内分泌環境に急激な変化が起きますが、産後の睡眠障害というと、不眠が挙げられます。

夜間の授乳やおむつ替え、赤ちゃんの夜泣きなどで、睡眠が分断されるため睡眠不足に陥り、日中の眠気が増します。それが原因で体内時計が乱れると、長期的な睡眠不足に陥ることもあります。また、眠れない理由には、育児中心の生活に対するストレスや「産後うつ」の可能性もあります。

また、更年期女性の約半数が不眠になります。男性と同じように睡眠が浅くなるのは加齢によるものですが、更年期障害の症状であるのぼせ、発汗、動悸（どうき）などでも、深く眠れないことが多くなります。

それから、閉経後の女性は閉経前の女性に比べると、同じ年齢、体重であれば睡眠時無呼吸症候群になるリスクが3倍高くなるという報告があります。これは、呼吸を促すホルモンでもある黄体ホルモンが、閉経後に激減するからではないかと考えられています。

女性は生涯を通じて体内環境にいろいろな変化が起こります。だからこそ、男性以上にいたわる必要があるというのは間違いありません。

ただ、生物学的には、そういう体内環境の変化に対応できるように、男性にはない強い素因を女性は持っているのかもしれません。睡眠時間が短くなると肥満率や死亡率を増加させることになりますが、アメリカの疫学によると、その傾向が出てくるのは、男性は40代からで、女性は70代から。それだけ、女性のほうがタフなのです。

第6章　睡眠負債を解消するために

眠りの借金は、眠りで返済する

わたしは、自分自身の睡眠が足りているのかどうかで目安にしていることがあります。それは、睡眠中に目が覚めたら時計を見ること。時計を見ると気になるから見ないほうがいいとも言われますが、わたしはあえて見るのです。

午前3時かなと思って時計を見ると、午前5時のときがあります。そういうときは、自分の感覚よりも多く寝てしまっているということなので、睡眠が足りていないと判断します。

逆に、午前4時かなと思っても、午前2時のときがある。そういうときは、自分の感覚よりもよく眠れていて、疲れも取れやすくなっているのではないかと判断します。もちろんこれは、あくまでもわたし自身の体感によるものです。

自分の睡眠不足が慢性的なものなのか、急性的なものなのか、足りているのか、足りていないのか、なかなかわかりにくいものです。

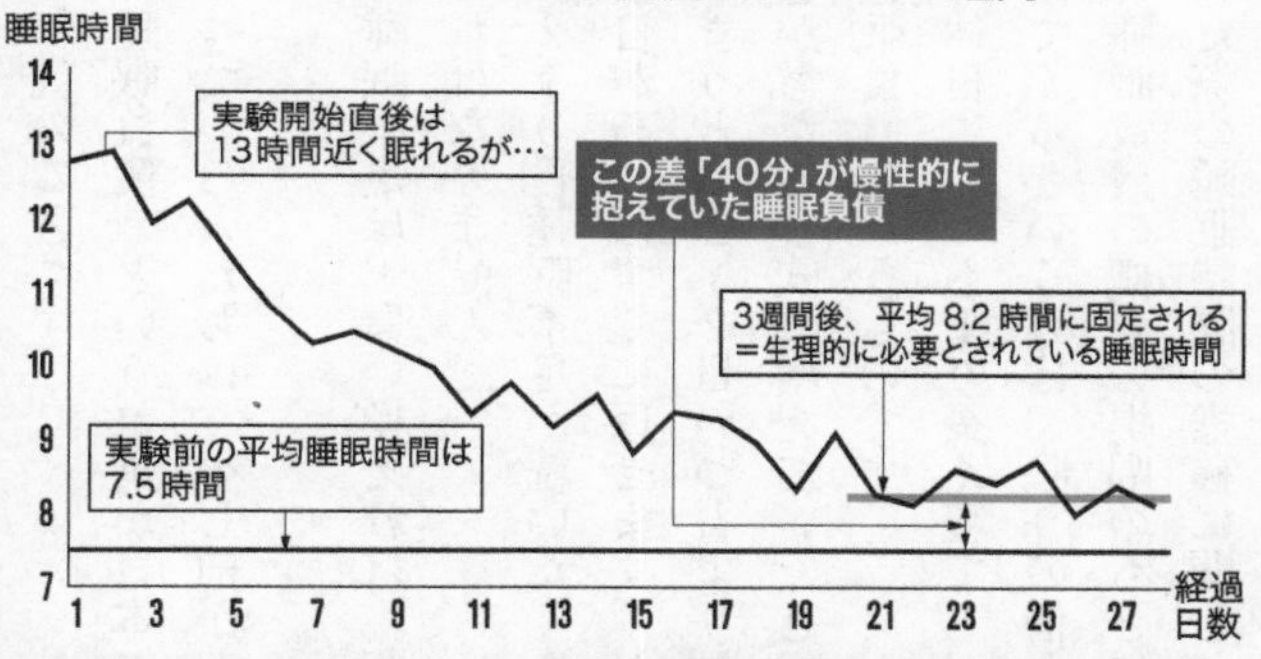

寝たいだけ寝ても、睡眠不足解消に3週間かかる！

西野精治『スタンフォード式　最高の睡眠』（2017、サンマーク出版）
Dement, W.C., Sleep extension: getting as much extra sleep as possible. Clin Sports Med, 2005. 24(2): p. 251-68, viii.

睡眠障害がある人は慢性的な睡眠不足の傾向がほとんどなのですが、急性と慢性で特異的なものはあまりありません。そこで基準となるのは、休日のときにいつもよりどれだけ長く寝るのかです。いつもより90分とか2時間くらい多く寝てしまう人は、慢性的な睡眠不足の兆候だと思ってください。

慢性的な不眠状態が続き、睡眠不足が蓄積されていくことを、「睡眠負債」と言います。「睡眠負債」という表現で、睡眠不足が続くことに警鐘を鳴らしたのは、スタンフォード大学のデメント教授。「眠りの借金が溜まると、脳や体にさまざまな機能劣化が見られる」と広く訴えたのでした。それが、１９９

0年代のことです。

「睡眠負債」という言葉が日本で使われ出したのはつい最近のことですが、睡眠研究に携わっている人たちは、少し前から使っていた言葉でした。

睡眠不足は、言い換えれば〝眠りの借金〟です。つまり、借金ですからいつかは返さなければなりません。

2～3日睡眠不足が続いたくらいなら、借金は少ないですからいつもより少し長く眠れる日があればすぐに返せます。しかし、3～4週間も睡眠不足が続いて借金がふくらんでしまうと、1～2日いつもより長く寝ても返せなくなります。さらに睡眠不足が続いて借金が雪だるま式に増えていくと、ついには返済計画も立てられなくなってしまう。それが、睡眠負債というものです。

休日にいつもより長く寝ても、目覚めが悪いとか、すっきりしないとか、日中に眠気が出てくるという人は、眠りの借金が溜まってきている可能性が十分にあります。

睡眠負債の概念の提唱のもとになった、健康な8人を連日14時間、無理矢理ベッドに入れた際の睡眠時間の推移に関して、1990年代に行われた実験があります。実験前の8

人の平均的な睡眠時間は7・5時間。彼らに1日中、14時間ベッドの上で好きなだけ寝てもらうようにしました。その結果、1日目はみな13時間、2日目もみな13時間近く眠っていました。ところがその後は長く眠ることは無理で、徐々に睡眠時間が短くなり、一週間もすると、5時間も6時間もずっとベッドの上で起きているという状態になります。結局、3週間後に睡眠時間は平均8・2時間に固定しました。この8・2時間がこの8人の生理的に必要な睡眠時間だと考えられます。長い期間、体が必要とする睡眠時間より毎日40分短い睡眠時間であった彼らは「毎日40分の蓄積した睡眠負債」を抱えており、この長年の睡眠負債を返すためには、毎日好きなだけ寝ても3週間かかったということが如実に示されました。

睡眠不足が借金になるなら、寝溜めして〝眠りの貯金〟をつくっておけばいいではないかという考えもあるかもしれません。実際のお金の話であれば、貯金があるのなら借金をしなくても済むことはあります。

しかし残念ながら、睡眠は貯蓄ができません。「週末に寝溜めしておこう」とか、「来月は忙しくなるから、今月はたっぷり寝ておこう」などという行為をしても、ほぼ無意味なこと。仮に、週末にたっぷり寝たとしても、それは、それまで溜まっていた眠りの借金をほんの少しだけ返済できたに過ぎません。

そもそも、自分の睡眠不足が慢性なのか、急性なのかもわからないままですから、なかなか改善はされず、気づかないうちに眠りの借金はどんどん溜まります。

ペンシルベニア大学などの研究チームが行った研究で、知らないうちに蓄積されていく睡眠負債の怖さがよくわかる実験があります。

その実験によると、「6時間睡眠を2週間続けると、集中力や注意力は2日間徹夜した状態とほぼ同じレベルまで衰える」ということが明らかになりました。2日も徹夜すれば、間違いなく疲れや眠気で頭がぼーっとして働きが鈍くなることを自覚します。しかし、6時間睡眠を2週間続けた人は、自分の脳が正常に働いていないことに気づきません。そこに、睡眠負債の怖さがあるのです。

ミスや事故、取り返しのつかない失敗などは、危ういという自覚症状がないときに起きるものです。自覚があれば慎重に対応するでしょうし、自信がなければほかの人に任せるという選択肢もあります。そう考えると、わたしたちは、もっと睡眠負債について知るべきではないでしょうか。

そんな怖い睡眠負債が溜まっている人は、どうすればその〝借金〟を返すことができるのでしょうか。

結論から言うと、睡眠負債を解消する根本的な方法は、まだわかっていません。睡眠が足りているのか足りていないのかを、脳がどうやって認知しているのかが解明されていないからです。

いま言えるのは、きちんとした睡眠習慣を身に付け、個人に必要な睡眠時間を十分に確保することです。

眠りの借金は、やはり、きちんとした眠りで返済するしかないのです。

どうしても寝る時間を十分につくれないのであれば、せめて眠りの質を高めることが必要でしょう。

もちろん、時間的に十分に眠れても、眠気が残っていたり、疲れが取れていなかったりするのは、よい眠りとは言えません。眠りの満足度が出るのは、目覚めたときの感覚です。「すっきりした」とか、「よく眠れた」という満足感があれば、睡眠の質は満たしていると捉(とら)えていいと思います。

アクチグラフやスマホアプリで自分の睡眠を知る

睡眠負債を解消するには、睡眠時間を増やすか、睡眠の質を高めるかのどちらかだと述べました。

とはいうものの、眠いのは慢性的なものなのか急性的なものなのか。または、そもそも自分はどれくらい寝ているのか、深く眠れているのかなど、自分の睡眠について明確に理解している人の割合はかなり小さいです。

わかっているのは、起床時間と就床時間くらいなもの。あとは、眠れた、眠れなかった、目覚めがすっきりだったなど、眠りに対する〝主観〟です。

睡眠負債を解消するには、まず自分の睡眠パターンを客観的に知ることです。

「日によって睡眠時間がこれだけちがうのか」とか、「就寝時間がバラバラだな」とか、そういう自分の睡眠パターンの傾向を認識することがとても大切なのです。休日も含めて2週間くらい睡眠の記録があれば、どこを改善すればいいのかを自分で考えられるようになるはずです。

自分の睡眠を客観的に、しかも正確に知ろうとしたら、先にもふれたように睡眠専門の医療機関で計測できる「睡眠ポリグラフ」で測定する必要があります。脳波、筋電図、眼球運動、心電図など、複数の生体反応を同時記録し、睡眠の質と量を測定できます。しかし、測定できる施設が限られているうえに、手間と時間がかかるのが問題。それに、検査費用も高くて、気軽に試せるものではありません。そして、なによりデータ計測のために体中にコードを張り巡らされては、気持ち的にも、いつもの睡眠とはほど遠いものになるでしょう。

１泊２日で計測したとしても、自分の睡眠パターンをどこまで詳細に知ることができるのか、むずかしいのが現実です。

もっと手軽に自分の睡眠を知る方法があります。

眠りの深さや中途覚醒（かくせい）、いびきの有無、就寝時間も自動的に記録できるアクチグラフ（活動量計）やスマートフォン専用アプリなら、個人で手軽に購入できるし、一定期間の睡眠を測定することもできます。しかしながら、スマートフォン専用アプリはすぐにメール等が気になってスマホを触ってしまう人には向きません。

アクチグラフには腕時計のように手首に巻いて身につけるウェアラブル型、指につける指輪型、ベッドやマットレスの下や枕の下に置く設置型など、いろいろなタイプの製品があり、価格は1万~5万円で購入できます。

初期費用がもっともかからないのは、スマートフォン専用アプリでしょうか。起動させて枕元に置いて寝ると、就寝時間や眠りの深さを記録できる優れものです。

自分で睡眠記録を書き残す方法もありますが、どうしても主観的になりがちですし、継続できなかったり、思い出して書くと不正確になったりもします。こまめに睡眠記録をつけられる人ならいいのですが、まとめて3日分くらい書く人もいるのが実情です。それに、寝床に早く入っても、なかなか寝つけなかったら、睡眠時間そのものが怪しい記録になりかねません。

それなら、アクチグラフやスマホアプリに役割を任せたほうが、客観的に自分の眠りを可視化できるはずです。

睡眠専門医では、患者に、「睡眠ログ」へ睡眠記録を書いてきてもらうことが多いのですが、実情とはずれた記載をする人が少なからずいます。特に不眠を感じている人は、睡眠時間を過少申告する傾向があります。実際に眠った時間より、「眠れていない」というイメージが強く残るからです。

これは秋田大学で研究された症例ですが、強い眠気で授業を受けられない高校生がいました。「眠たい、眠たい」と、ときには授業中に先生の前でも寝てしまったそうです。症状があまりに酷(ひど)いので睡眠脳波を測るために入院してもらったところ、夜中に何時間もスマホでゲームしていることが看護師に見つかってしまいます。それが、昼間の強烈な眠気につながっているとは本人は思っていなかったので、夜中のスマホゲームに関しては医師にまったく話していなかったというのです。

自己申告や自己記録になると、見栄なのか、はたまた照れ隠しなのか……どうしても嘘を書いてしまうことがあります。それなら、アクチグラフやスマホアプリに任せるほうが嘘もつかないし、正確。記録することを忘れることもありません。

計測精度に関してはまだまだですが、おおまかな睡眠時間と睡眠・覚醒のタイミングはかなり正しく記録できると思って大丈夫です。

2週間くらい計測すると、自分の睡眠パターンがわかるようになるはずです。

仮眠で睡眠時間を補充する

わたし自身が大学生だった頃、毎年、夏休みの2週間くらい、寝溜めの実験と称して朝から晩まで寝る生活を続けていたことがあります。十分に睡眠を取れていたら朝から晩までは眠れないはずなのに、当時はなぜかよく眠ることができました。おそらく、クラブ活動や遊びに明け暮れていたこともあり、かなりの睡眠負債が溜まっていたのでしょう。

それだけの時間を睡眠時間として使えると、ある程度の睡眠負債なら解消できる可能性があります。ふくらんでいる借金を、まとめて返すことができるというわけです。ただそれは、仕事をしていない学生の頃だから許されたことで、社会人となればそうはいきません。

スピードが求められるいまの時代は、ひとつの仕事が終わっても、ひと休みとはなかなかいきません。終わったら次、終わったら次……と、ひっきりなしに仕事が発生します。わたしたち日本人が十分に睡眠時間を取れないのは、社会的な要因も大きいと思います。

睡眠時間の量を増やすために、注目されているのが、昼間の時間帯の仮眠。いわゆる、昼寝です。ラテン系の人やヨーロッパの人たちのほうが日本人の睡眠時間より長いのは、「シエスタ」という昼に休憩を取る習慣があるのも理由のひとつではないかとされています。

もう30～40年前の話になりますが、小学校に入るようになって14～15時間くらい起きていられるようになったら、昼寝をする必要はないというのが日本の医学界の常識でした。たしかに、夜十分な睡眠が取れていれば、昼寝をする必要はありません。しかし、いまの時代は大人も子どもも睡眠時間が足りていないのですから、もはやそういう時代ではないのでしょう。

昼寝の効用も科学的に実証されてきました。仮眠を取った後の反応性や認知機能などを調べたところ、パフォーマンスが上がることがわかってきたのです。

アメリカでは、短時間の仮眠でパフォーマンスを上げることを「パワーナップ」と呼び、一般にすっかり浸透しています。それどころか最近は、仮眠はいつ取るか、寝る姿勢はどれがいいか、眠る環境はどうするかなど、パワーナップの効果をさらに上げるためのアイデアがさまざまなところから提案されているほどです。

日本でも昼寝に対する考え方が変わってきていて、オフィス内に仮眠室を設けたり、休憩室に短い仮眠を取れるようなリクライニングチェアを置いたりする会社が見られるようになってきました。一部の学校や企業で短時間の昼寝を導入したところ、午後の授業や仕事に前向きになり、成績が向上したという報告もあります。

厚生労働省も、「健康づくりのための睡眠指針２０１４」のなかで、「午後の時刻に、30分以内の短時間が望ましい」と昼寝について言及しています。

昼寝は30分以内がいいというのは、それ以上長くなると深い眠りに入って、目覚めてもぼーっとして、なかなか頭が働かなくなるから。そのような頭が働かなくなる状態を、「睡眠慣性」と言います。また、昼間に長く寝てしまうと睡眠圧が放出されてしまい、再び睡眠圧が溜まるまでに時間がかかり、結果的に夜の就寝時間が遅くなります。仮にいつもの寝る時間だからといって寝床に入り、うまく眠りにつけたとしても、最初の深いノンレム睡眠が出にくくなるのです。

昼寝にも、夜の睡眠のようにノンレム睡眠から入ってレム睡眠へという周期がありますすが、昼間は生体リズムからすると体温が高いときなので、夜のように入眠時に深くて長いノンレム睡眠が出ることはありません。

ですから、何日も寝ていないとか、睡眠負債がよほど溜まっていない限り、1時間以上も寝ることはほとんどありません。30分未満ならリフレッシュできるし、深い睡眠に入らないので睡眠慣性が出てくることもない。昼寝によってパフォーマンスが上がるという報告はたくさんありますから、うまく取り入れてほしいと思います。

また、昼寝をする人のほうが、しない人より認知症の発症率が低いし、糖尿病の発症も低くなるという研究報告もあります。60分以上昼寝する場合の認知症の発症率が高まる理由は明らかではありませんが、通常体温の高い昼間の時間帯に60分以上も眠るということは、よほど強い睡眠負債があるか、既に脳器質性変化が存在するなどの可能性があります。

世界的に支持されている昼寝の目的はリフレッシュですが、睡眠負債の返済を目的とするなら、意識してほしいことがあります。

それは、昼寝の時間を午後2時～3時と決めるのではなく、午後、眠くなってきた時間に寝るようにすること。昼間の眠気は、生体リズムによるものと、睡眠圧の蓄積の双方からの眠気と考えられます。要するに、「脳と体を休ませるために睡眠を確保しなさい」という体からのサインなのです。そのタイミングで入眠すれば、深い睡眠が出ることになります。夜間のような長いノンレム睡眠ではありませんが、短時間でも深い睡眠が取れると睡眠負債の返済に役立つことになります。

ちなみに、昼食後に眠気が出るのは、満腹になることで脳への血流が減るからではありません。午後の時間帯は、覚醒系のシステムがちょっと低下する時間帯だからです。つまり、昼食を摂ろうが摂るまいが、誰にでも軽い眠気は出てくるということ。睡眠負債からくる眠気は、昼食後とは異なり強烈な眠気になります。そういうときは、やはり仮眠を取ってリフレッシュすることが賢明です。

まとめてが無理なら睡眠を分割する

日本人の睡眠不足を端的に示す例として挙げられるのが、電車のなかでの居眠りではないでしょうか。日本を訪れた海外の人が驚く光景のひとつだそうです。

電車のなかでの居眠りは睡眠によくないという人がいます。特に、夕方過ぎの帰りの電車では寝てはいけないと指摘されています。

たしかに、夕方過ぎに寝てしまうと夜の睡眠に影響を与える可能性はあります。眠くなるのは睡眠圧が上がってきているからで、居眠りすれば睡眠圧が解放されてすっきりします。しかし、夕方に睡眠圧を解放すると、肝心の夜に睡眠圧が上がってこないことになり、入眠しづらくなるのは当然のことでしょう。

ただわたしは、電車での居眠りくらいしてもいいのではないかと思っています。そもそも、電車で眠くなるのは、睡眠圧が溜まってきているからであって、体が睡眠を欲しているからです。そんなときに、帰りの電車で座席が空いたら座るでしょうし、眠ってしまうでしょう。

体が睡眠を欲しているなら、やはり寝るべきです。まとまった睡眠時間が取れないなら、なおさら眠ることをおすすめします。

二度寝もまた、体が睡眠を欲している現象のひとつです。

二度寝には、だらしないとか、緊張感が足りないとかというイメージがありますが、二度寝が問題なのは、それを体が求めるふだんの睡眠状態なのです。

十分な睡眠が取れていれば、朝二度寝することはないでしょうし、目覚ましひとつですぐにすっきり目覚めることができるでしょう。スッと起きられずにまた寝てしまうのは、それだけ体が睡眠を欲しているということにほかなりません。

まとまった睡眠時間が取れないなら、電車のなかの居眠りや二度寝のように、分割して取るのもいいと考えています。

わたしは朝が早いこともあって、午後2時頃になると集中力がなくなり、やっかいな仕事ができなくなります。そのため、わたしはいつも午後に少し仮眠を取るようにしています。

また、本当に疲れていて、誰とも話をしたくないときは、夕方や夜に人に会う約束があったとしても、睡眠を優先させてもらいます。たしかにそれは社交的でない行為にも思えますが、睡眠時間のほうがわたしにとっては大事だからです。

かつてのヨーロッパに、分割睡眠という方法がありました。暗くなったら一度寝て、夜中に起きてしばらく活動したらまた眠るというものです。特に緯度の高い北欧では、冬の時期は夜の時間がとても長いため、睡眠時間を分割するしかなかったのでしょう。

実は、まとまった睡眠時間――たとえば7時間とか、8時間とか眠るほうがいいと考えられるようになったのは、人工的な照明ができてからのことです。人類の歴史を考えると、それほど古い話ではないのです。

そういう人間の歴史を考えると、ふだんの睡眠であっても、睡眠を分割することにそれほど神経質にならなくてもいいということです。途中で目が覚めても、それほど問題ではないし、あらためて眠りにつけばいいのです。

夜間に3回トイレに行く人がいたとしても、最初の眠りのときに深いノンレム睡眠が出ていれば、明け方に寝ていようと、目が覚めていようと構いません。

いつもは寝ない午後9時とか10時くらいの時間でも、眠たくなったら寝る。それで午前2時とか、3時とかに目が覚めてしまって、それから眠れなかったとしても気にしないことです。覚醒してしまったのは、十分な睡眠が取れているからだと考えれば、それからがんばって寝ることもありません。

分割睡眠は、特に高齢者には適した睡眠方法だと思います。長時間眠れなくなるのなら、最初から「二度にわけて寝る」と決めておけば、中途覚醒に悩むことはなくなります。

ただし、昼寝や電車の居眠り、二度寝などの細切れの睡眠を加算して、睡眠時間が足りているとは言えません。

先述のとおり、睡眠には、脳と体の休息、記憶の整理と定着、自律神経やホルモンの調整、免疫力の向上、脳の老廃物の除去という5つの役割があります。

この5つをすべて完遂するには、ノンレム睡眠からレム睡眠という周期を4～5回繰り返す時間が必要です。もちろん細切れでも、脳と体を休ませられますが、十分な睡眠が取れなければ、睡眠の目的を達成することはできないのです。

眠りの量を増やせないなら質を高める

睡眠負債を解消するには、睡眠の量と質を改善することが必要です。

まとまった睡眠時間をいま以上に確保できるようにするのがベストですが、生活環境を劇的に変えない限り、なかなか簡単ではないでしょう。現実的に量に関してできることは、昼寝や分割睡眠を活用して、少しでも睡眠量を増やすことぐらいでしょう。

そうであるなら、眠りの質を高めることです。量を増やせないなら、質を高めるしかありません。

質を高めるための最大のポイントは、最初のノンレム睡眠です。

睡眠というのは、眠りにつくとまず脳も体も休息するノンレム睡眠に入り、その後、脳は活動しているけれど体は休息しているレム睡眠に移行していきます。これが、睡眠周期というものです。個人差こそありますが、1周期が70~110分くらいになります。そして、この周期を4~5回繰り返して目が覚めます。

ノンレム睡眠にはステージが3段階あり、入眠してステージ1から2へと深くなっていき、眠りについてから最初のノンレム睡眠ではステージ3の深い睡眠になります。ここで、ステージ3のレベルまでしっかり深く眠れるかが、睡眠の質に大きくかかわってきます。

極論すると、最初のノンレム睡眠が浅ければ、質の高い睡眠を取ることはできません。

睡眠にはいくつもの役割がありますが、ノンレム睡眠の浅い状態のみでは、脳と体をある程度休ませることはできても、それ以外の、グロースホルモンを分泌したり、副交感神経を優位にしたり、脳の老廃物を除去したり、免疫力を活性化したりといった働きはスムーズにいかなくなります。

記憶を整理するのも睡眠の役割とされていますが、最近の研究では、最初の深いノンレム睡眠時に、新しい記憶の貯蔵装置である海馬から大脳皮質へ記憶情報が移動し、長期記憶として保存されるという報告があります。また、深いノンレム睡眠には、嫌な記憶を消去する役割があるとも言われています。これらの研究結果は、それだけノンレム睡眠の深さが重要だという証明でしょう。

これから質を高める工夫のいくつかを紹介していきますが、その目的はすべて、いかに最初の睡眠を深くできるかということです。

自分の睡眠の質を高めるルール

眠りに入るときは、脳も体も休息に入りやすいように、できるだけ脳への刺激を避けるようにすることが求められます。なぜなら、脳は刺激を受けると活動的になるからです。脳への刺激が自律神経に作用し、交感神経が活発になると、覚醒系のホルモンも分泌されやすくなるので体が休めなくなってしまうのです。

眠りに入るときは、副交感神経系が優位になるように、リラックスできる環境をつくるのが肝要だということです。

夜間のパソコンやスマホはブルーライトの光が悪いと言われますが、わたしは、光よりもパソコンを操作したり、スマホでゲームしたりしている行為そのものが睡眠には悪いと考えています。脳を過度に刺激し続けているのですから、脳がすぐに休めるわけがありません。

そこで、睡眠の質を高めようとするなら、自分なりにルールをつくることです。

たとえば、夜10時以降はデジタル機器から離れるとか、寝る１時間前にはゲームを終了するとか、ルールをつくろうと思えばいくらでもできるでしょう。特に子どもには時間制限をするべきです。もちろん、子どもだけでは守れないでしょうから、親の管理が求められます。

パソコンやスマホの画面を眺めているという行為で考えられる、ネガティブな影響はほかにもあります。

たとえば、ウェブの記事を読んでいて気になることが出てくると、関連するページをどんどん開いていき、納得のいく結論が出るまで探し続けてしまう。ぼーっと眺めているくらいならまだいいのですが、記事やページに感情が動いて、興奮したり、怒ったりするとリラックスできなくなることは言うまでもありません。

パソコンやスマホを操作していると、メールが届くときもあります。開いたら内容によっては一瞬で覚醒してしまうこともあるし、嫌な内容なら気になって眠れなくなることもあるでしょう。

そこでわたしは、特定の人のメールは、夜に届いても開かないようにしています。開けば、気になることが書いてあるのはわかっていますから、あえて開きません。寝る前に見たメールが気になり出したら最悪……。朝まで、もやもや、イライラが続くことになるからです。それなら、朝起きてから処理するほうが睡眠の質にはよいことだと思っています。

自分でつくる睡眠のルールは、それでリラックスして眠りにつけるならなんでも構いません。わたしは自分の睡眠に良いルールをポジティブルーティーンとよんでいます。自分にとって効果のある習慣を覚えておき、それを実施するのです。

ゲン担ぎやジンクスなどを否定する人がいますが、それで寝つきがよくて、朝すっきり目覚められたら、続けていいではありませんか。家の灯りを落としていく順番、お風呂に入る時間、パジャマの着方など、そこに科学的根拠などなくても、それで「眠れる日」が続いて睡眠負債が解消できるなら、絶対に続けるべきです。

睡眠のルールは、あくまでも自分のためにつくるものであって、自分以外の他人に強要するものではありません。

ただし、覚えておいてほしいのは、もともと科学的根拠がないゲン担ぎやジンクスの場合、それを忘れたからとか、間違えたからといって眠れなくなることはないということです。忘れたことを気にし過ぎると、睡眠には逆効果になります。

眠りに誘う「1／fゆらぎ」

眠りの世界に入りやすくなるヒントは、「単調」と「退屈」です。

眠りを誘ってくれるのは、本でも音楽でも、単調で退屈になるものが圧倒的に多いのです。ミステリー小説のように先を読み進まずにいられなくなるような本や、体が思わずリズムを刻みたくなるような音楽は、脳がどんどん活性化していくので、寝る前の脳にはよくありません。

夜になると、自然に睡眠欲求が高まってくるので、そのリズムをできるだけ崩さないようにすることが大切になります。ですから、食事や入浴の時間が毎日ちがうような生活よりも、午後7時に夕食、午後9時に入浴というように、眠りにつくまでがルーティンになっているのが理想です。

お気に入りの毛布がないと寝られない女の子を描いた、『ジェインのもうふ』という子ども向けの絵本があります。なぜ、お気に入りの毛布だと寝られるのかというと、その毛布の肌触りや手触り、そして毛布に染み込んでいる匂いなどの感覚的な心地よさが、安心感をもたらすからです。

父親や母親が横にいてくれると、子どもが眠りにつきやすいのは、父親や母親の声や匂いなどに安心感を覚えるからだと思います。母親が昼間に着ていた洋服を子どものふとんに載せてあげたら、子どもの寝つきがよくなったという話もあります。

大人でも、自分が気持ちよく寝るための条件をいろいろ持っていると、眠りに入りやすくなります。

そのひとつとして、「１／ｆゆらぎ」は面白いと思います。「１／ｆゆらぎ」は大自然のリズムと言われていて、自然のもののほとんどにあるとされています。ゆらぎとは、ある物理的な量や質の変化のことで、自然のものは一定の間隔ではなく微妙にずれています。それが「１／ｆゆらぎ」というものです。

打ち寄せる波の音も、小川のせせらぎも、鳥の鳴き声も、軒を打つ雨音も、ろうそくの炎も、一定のようでわずかにずれています。

この「１／ｆゆらぎ」が心地よさをもたらしたり、気持ちを落ち着かせたりしてくれるのは、わたしたちの生体リズムも「１／ｆゆらぎ」になっているからだと考えられています。心拍も、呼吸も、体温の変化などにもゆらぎがあります。

「1／fゆらぎ」を感じるには自然の中での生活が最適なのですが、毎日の生活に取り込むのは物理的に無理があります。できることとしたら、可能な限り自然のものをまわりに置くことです。昔であれば風鈴などが情緒があってよかったのですが、必ずしも音でなくてもゆらぎを感じることはできます。

たとえば、寝る前は蛍光灯やＬＥＤ照明を落として、ろうそくにするとか、それだけで心が安らぐことになるでしょう。わたしは、イギリスの物理学者ウィリアム・クルックスが考案したラジオメーターを愛用しています。ガラス内の片面を黒く塗った羽根車に日光でなくとも電球など赤外線を含む光があたると、羽根車がクルクル回転し、それを夕食後に眺めていると気持ちが和み自然と眠くなります。

また一般によく知られているのは、就寝前のリラックス効果のある音楽鑑賞です。名曲とされるクラシックやバラード調の美しく流れる音楽には、「1／fゆらぎ」が含まれていると言います。小川のせせらぎや波の音などのヒーリング系のサウンドも同様です。また「ホワイトノイズ」に対比して呼称される、「ピンクノイズ」と呼ばれるノイズはゆらぎがあり「1/fゆらぎ」の含まれたノイズとされます。美しい音を流していると、わたしも心が落ち着いてきます。

「1/fゆらぎ」ではありませんが、「ホワイトノイズ」も睡眠に効果がある音の一種です。ホワイトノイズは、人間が聞くことができる全周波数が均一の強度で含まれている雑音で、室内に流すと耳障りな音や騒音をかき消してくれる役割を果たすもの。「音のカーテン」と呼ばれることもあり、仕事に集中したいときや、家の外の音がうるさくて眠れないときなどに効果があります。わたしたちのスタンフォード大学でのマウスを用いての睡眠実験でも、睡眠記録チャンバー内に「ホワイトノイズ」を常に流しています。

入室の際の気配や、他の動物に対する手技で発生する音をマスクするために使用しています。乳幼児などでも「ホワイトノイズ」の有効性は報告されています。低い音量の「ホワイトノイズ」は睡眠を妨げることはなく、むしろ不快な騒音をマスクして良眠を促すと考えても良いかもしれません。

どういう音でも寝てしまったら感覚が遮断されて聞こえなくなりますが、音が眠りに入るまでを心地よくしてくれると、最初に深いノンレム睡眠が出やすくなるともいわれています。

実際に、音と睡眠に関する論文はかなりの数が発表されています。ただし、その約8割は科学的根拠が弱いと言われています。もちろん、その論文内容が間違っているわけではありません。単に、論文の対象となっている音がどんな人の睡眠にも効果があるとは言い切れないということです。これはアロマの睡眠に対する効果にもあてはまると思われます。多くの人がリラックスする香りもあるのですが、これも万人にはあてはまりません。またその効果も睡眠薬などの効果に比べて弱いので、なかなか普遍化することは難しいといった状況です。

裏を返せば、効果がある人もいるということ。自分なりにいくつか試してみて、気持ちを落ち着かせることができて、良質な眠りに入れるような音に出会えたとしたら、寝る前にそれらを聞き続けることで睡眠負債の解消につながっていくはずです。

規則正しい生活の3つのルール

レム睡眠が発見される１９５０年代くらいまで、睡眠は単なる脳と体の休息と考えられていました。ですから、眠れなくてもいい、横にさえなっていれば十分と言われていたそうです。現在でも、「横にさえなっていれば」と考える人はきっとみなさんの周囲にもいるのではないでしょうか。

たしかに、眠れなくても、寝床で横になっていれば、疲れは多少取れるでしょう。しかし、効果はそれだけに限定されます。横になっているだけでは、睡眠と同じような効果は得られません。

グロースホルモンが分泌されることも、自律神経が整えられることも、免疫力が高まることもありません。脳に入ってきた情報を整理することも、長期の記憶として保存することもないでしょう。

入眠時の最初に深いレム睡眠が出るようにするには、生体リズムが乱れないようにすることも忘れてはならない要素です。

そのためには、規則正しい生活をすることがなにより大切。素晴らしい生活習慣は、あらゆる病気を予防するための基本になりますが、睡眠の質を高める観点に立っても必要なことです。このあたりまえのことができていないから、眠れなくなるし、睡眠負債がどんどん蓄積されていくのです。

規則正しい生活といっても、朝起きてから夜眠るまでのすべてをルール化しましょうというわけではありません。睡眠にとって大切なことを3つ気をつけましょうというものです。それさえ守るだけで、睡眠の質は高めることができます。

ひとつ目のルールは、起きる時間を一定にすること。

就寝時間も一定にするのが理想ですが、忙しい毎日のなかで、いつも十分な睡眠時間を確保できるような時間帯に眠りにつくのはむずかしいと思います。そこで、起きる時間だけは一定にして、体内時計がずれないようにするのです。

特に気をつけたいのが、出社時間が決まっている平日ではなく、何時に起きても構わない休日です。睡眠負債が溜まっていると、休日はどうしても遅くまで寝てしまいがちです。しかし、週末が休日の人なら、土曜日、日曜日に遅い時間に起きてしまうと、月曜日の朝にうまく体内時計をリセットできないことがあります。出勤のためになんとか起きるでしょうが、頭はぼーっとして、軽い時差ぼけ状態に陥ります。

睡眠負債を溜め込んでいれば、休日くらいは長く寝たいというのはわかります。また、睡眠不足の人が体が必要としているので長く寝ること自体は悪くありません。しかしながら、これは根本解決にはなりません。慢性的に積み重なった睡眠負債は週末にいつもより長く寝たところで返済できないことは先にも見たとおり実験で実証されています。睡眠負債の完済には、毎日の睡眠時間を長くして、負債を計画的に返済していく以外に解決策はありません。

また、休日の起床が遅いと、月曜日の朝にいつもどおりに起きようとすると、時差ぼけのような症状が一時的に出現し、頭が働かなくなったり、気分がすぐれず、仕事に行きたくないなどの症状が出ます。休日も、仕事がある日と同じ時間帯に起きていれば、生体リズムが乱れることはありません。乱れなければ、休日明けの朝もすっきりと目覚めることができ、夜になると「眠りのホルモン」であるメラトニンの分泌もはじまり、いつもどおりの体温の下降のタイミングで入眠でき、良質な睡眠が得られます。

ふたつ目のルールは、朝に起きたら、意識的に太陽の光を浴びること。

太陽の光は、体内時計をリセットしてくれる最強の目覚まし時計です。わたしたちの体内時計の周期は約24・2時間と、24時間より少し長めのため、毎日、体内時計をリセットしないと、ずるずると後ろにずれてしまいます。

しっかり太陽の光を浴びれば、14～15時間後にはメラトニンの分泌がはじまり、夜には自然に眠くなってくるはずです。

寝室のカーテンが遮光性の場合は、カーテンを開けて日差しを入れることをおすすめします。光を浴びないと、体内時計がリセットされないので注意してください。

ただし、体内時計が前にずれて固定される睡眠相前進症候群の患者さんや、明け方になる前から目が覚めてしまう高齢の方は、起きてからすぐに光を浴びないこと。起床後すぐに光を浴びると体内時計を前にリセットするには効果がありますが、元々前にずれる傾向のある人では、逆効果となり、体内時計がさらに前にずれて症状がさらに悪化します。

そして3つ目のルールは、夜は強い光を浴びないこと。

24時間稼働している現代社会で光を避けるのはむずかしいところはありますが、夜間はできるだけ強い光を浴びないようにしましょう。

メラトニンは、朝、太陽の光を浴びると合成を阻害されますが、人工の光でも同じです。しかも、光を浴びると、ゆるやかにではなく、即メラトニンの合成・分泌がストップします。外の光はむずかしいとしても、室内の灯り、パソコン、スマートフォンなどの光は自分で管理できるはずです。強い光を避けるだけで、質の高い眠りを得られる可能性が高くなります。

それから、寝るときは照明を必ず落とすことを忘れないでください。実験的にはメラトニンは、10ルクス程度の弱い常夜灯でも合成・分泌が減少すると報告されています。10ルクスとは、ろうそくの灯りくらいの光で、本を読むことさえできない明るさです。こういった理由で、就寝時の寝室では、電気をつけずにトイレにいけるような、床を照らす間接照明が推奨されています。

睡眠の質を高める朝食と夕食

睡眠の質を高めるためには、食事も大事です。

特に大事なのは朝食でしょう。朝食には、体内時計をリセットする働きがあるからです。脳の視交叉（しこうさ）上核にある体内時計は、摂食行動で活性化されます。つまり、朝食で、食べものを口に入れる、咀嚼（そしゃく）する、飲み込むという運動で体を目覚めさせてくれるのです。

マウスを使った最近の研究では、いつもなら眠っている時間に食事を1週間摂り続けると、視交叉上核の体内時計だけでなく、肝臓の末梢にある体内時計も、食事の時間に合わせてずれてしまうという報告があります。またダイエットで朝食を抜く人もいるようですが、マウスの実験では朝食を摂らないと太るといった結果も報告されています。

夕食で気をつけることは、摂るタイミングです。遅過ぎても、早過ぎても睡眠の質を悪くすることになります。

まず、寝る前の食事は控えることです。寝る前に食事を摂ると、消化活動が続いている状態で眠りに入ることになり、脳も体も休ませるノンレム睡眠には入れなくなるからです。また、寝る直前にエネルギーを摂取すると、そのエネルギーは体内で使われることなく、脂肪として蓄積されることもわかっています。

また、日本ではあまり知られていない不眠の原因として逆流性食道炎があります。逆流性食道炎とは、強い酸性の胃液や胃の内容物などが食道に逆流して炎症をおこす病気です。欧米では不眠の原因としてよく指摘されます。日本での逆流性食道炎の有病率も約10％で、その半数が不眠を伴うとも報告されています。そういった兆候のある人は、就寝前に、脂っこいものや刺激の強い香辛料の入った食べものを摂取すると、胸焼けや呑酸で眠れなくなり、浅い睡眠が続くので、胃酸の逆流も起こりやすくなり、悪循環になります。こういった際の不眠は、逆流性食道炎の治療と生活習慣の改善での治療が望まれます。

夕食を早く摂り過ぎるのもよくありません。

動物に餌をやらずにいると、本来は休む時間帯であっても餌を探すというような、探索行動をはじめます。なぜなら、餌を食べないと死んでしまうからです。

わたしたちに、この野性的な本能がどこまで残っているのかはわかりませんが、空腹になると眠れなくなります。お腹が空いて、夜中に冷蔵庫を開けに行くことは、もしかすると本能による行動なのかもしれません。

夜中にお腹が空くと、通常夜間は分泌が抑えられている覚醒ホルモンのオレキシンの分泌が増えることもわかっています。そういうことから見ても、あまりに早い夕食は、空腹を招くだけでいいことがありません。眠りにつくまでの時間から逆算して、自分にあった夕食の時刻を見つけていくべきです。

入眠時に消化活動が落ち着き、睡眠中に空腹感がない状態にするには、寝る2～3時間前が夕食の理想のタイミングと言われています。

ノックダウン型睡眠薬と似ているアルコール

寝る前に、お酒を飲む習慣がある人は多いかもしれません。寝つきをよくするためと称して、いわゆる「寝酒」をするのです。アルコールが睡眠にいいか悪いかと聞かれると、悪いと言わざるを得ません。

お酒を飲むと寝つきがよくなるのは事実です。お酒を飲むと血中のアルコール濃度が高くなり、眠くなります。眠くなるのは、全身にあらゆる指令を出している中枢神経の働きが抑制されるからです。睡眠圧が高まったとか、生体リズムで寝る準備が整ったという理由で眠くなるわけではありません。

自然な眠りではないのですから、深いノンレム睡眠が出ることはないのです。そのため、途中で目が覚めたり、利尿作用でトイレに行ったり、早朝覚醒が増えたり……。長時間寝たつもりでも、眠気や疲れが取れないことになります。

適量を超えた飲酒は睡眠の質を下げるだけではなく、翌日のパフォーマンスにも大きく影響します。

実は、飲酒による酩酊(めいてい)状態と、睡眠薬が出はじめた頃に主流だったノックダウン型睡眠

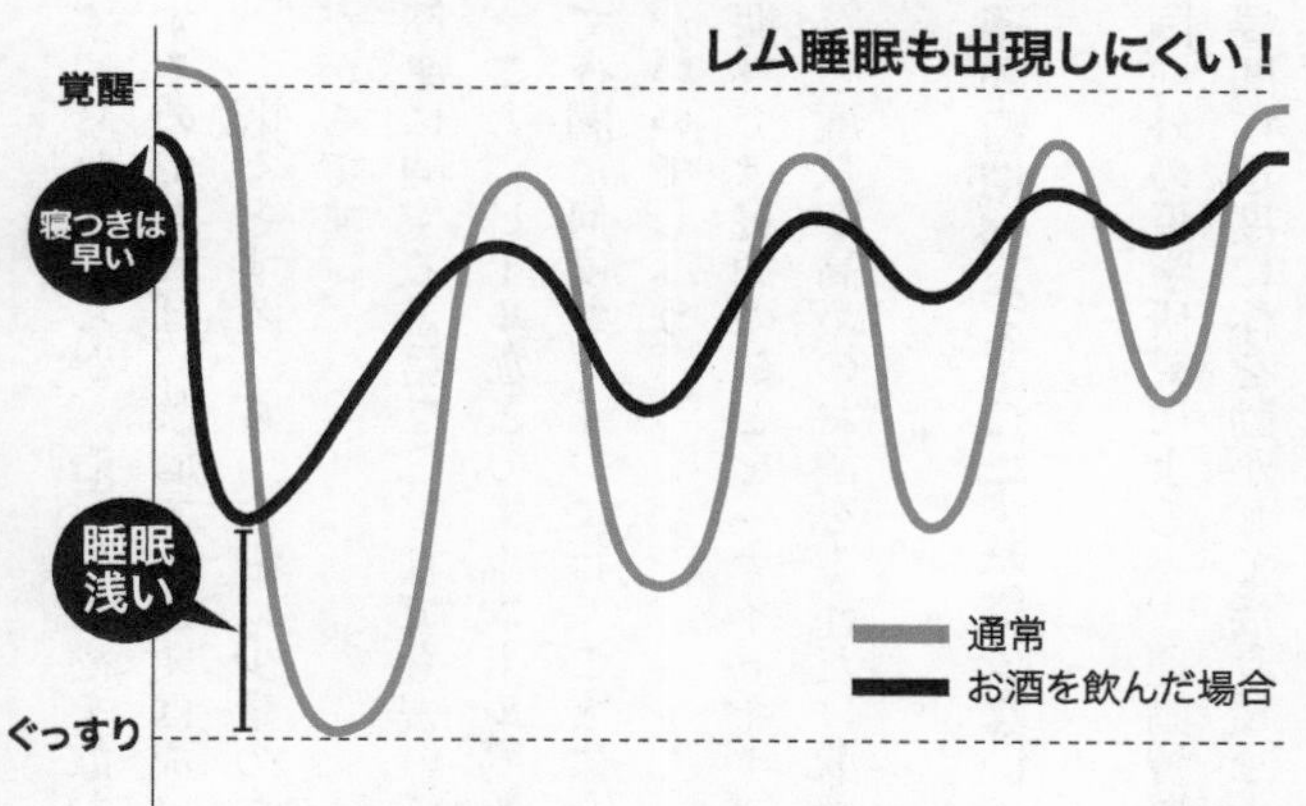

薬の作用機序はよく似ています。どちらも脳の活動全般を抑制し常用性があって、耐性がつくことで次第に量も増えていく傾向があるのです。睡眠の視点から見れば、お酒が強くなったとよろこんでいる場合ではないのです。

急性アルコール中毒で命を落とすニュースがたまに流れますが、原因は、睡眠薬の初期にあったバルビツール酸系と同じように呼吸抑制が起こるためです。

もちろん、古くから「酒は百薬の長」とされてきたように、付き合い方によっては、ストレスを発散し、気持ちよく眠りにつかせてくれるものであることは否定しません。

睡眠薬と似たところがあるので積極的には

すすめられませんが、適量のお酒を飲むことですぐに眠りにつけたり、目覚めがよかったりするのであれば、禁酒する必要はないと思います。お酒を飲まずに「眠れない、眠れない」と悶々（もんもん）とするくらいなら、少量のお酒を飲んで寝たほうがよほど体はすっきりするはずだからです。

健康に関する書籍ならどれでも書いていることですが、寝酒をするなら「多量を飲まない」こと。ビールなどのアルコール度数が低いお酒は量が多くなりがちで、利尿作用によって夜間に何度もトイレに行くことになります。それなら、度数の高いお酒を少量飲むほうがいいでしょう。

海外では寝酒のことを「ナイトキャップ」と言いますが、そこではリキュールやカクテルなど度数が高めのお酒を1杯だけ飲むことが多いようです。

運動習慣がある人に不眠は少ない

国内外の疫学研究によると、運動習慣がある人には不眠が少ないことがわかっています。昼間に適度に体を動かして活動量を上げると、エネルギーを使って肉体が疲労するため、睡眠圧が高くなるからです。

いまの時代は、体を使って仕事をするより、脳を酷使する仕事が増えてきました。脳は疲れているけれど、体は疲れていない。そういう意味でも、良質な睡眠が得にくい時代なのかもしれません。

夜眠れないのは、起床してから眠りにつくまでの運動量が少な過ぎるのです。

運動には、生体リズムを整える働きもあります。

朝、太陽の光を浴びて、朝食を摂り、軽く体を動かす。そうすることで、視交叉上核のマスター時計だけでなく、体内の末梢神経にある体内時計まで動きはじめます。

睡眠の質を上げるのにもっとも効果がある時間帯としては、夕方から夜。就寝の3時間くらい前が理想とされています。寝る数時間前に深部温度をいったん上げることで、寝床についたときに深部体温が下がりやすくなるからです。

運動としては、短時間で集中的に行う激しい運動よりも、自分の生活に負担にならない程度のウォーキングやジョギング、エアロビクスなどの有酸素運動を長時間継続するほうがいいでしょう。軽い運動のほうが生活習慣に取り入れやすく、結果的には睡眠の質を上げることにつながります。

ウォーキングや運動が、認知症のリスクを下げることが多くの研究者によって報告されていますが、睡眠時間や睡眠の質と認知症の発症リスクとの関連も最近報告されていますので、運動と良質な睡眠は相乗的に作用し、生活習慣病のみならず、認知症のリスクを軽減し、健康寿命を延ばすことに貢献する可能性が高いです。

まだまだ少ない日本の睡眠専門医

最後に、日本の睡眠医療の環境について少しだけ書いておきます。

日本では、睡眠の問題で専門医にかかるより、ほかの病気でかかっている医師に睡眠のトラブルを訴えるケースが圧倒的に多いのが現状です。睡眠の専門ではない医師に相談すると、「とりあえず眠れるように」と馴染(なじ)みのある睡眠薬を処方してくれます。それらは、海外では取り扱いそのものが禁止になったり制限されたりしている、ベンゾジアゼピン系の睡眠薬が多く、ここ日本で大量に処方されている背景のひとつとして考えられます。

日本の睡眠外来を訪れる7割くらいの人は睡眠時無呼吸症候群の患者で、残りの3割が

「眠れない」「日中眠くなる」という相談だといいます。

睡眠時無呼吸症候群は、ＣＰＡＰという機器を患者さんに装着してもらう治療のため、睡眠の専門医でなくても、取り扱える資格があれば対応できます。しかし、無呼吸症状が治ったからといって、それだけで患者さんの睡眠が改善されるとは限りません。もちろん、誤診すると取り返しがつかないこともあるので、睡眠に関する専門知識がなければ、本来は、睡眠医療は無理なのです。

自分の睡眠の質を上げたい、睡眠習慣そのものを変えたいと思うなら、やはり睡眠の専門医に相談するべきですし、そうすることで適切な対応をしてもらえます。「日本睡眠学会　睡眠医療認定医」「日本睡眠学会　専門医療機関」で検索すれば、全国各地の対応可能な医師や医療機関を調べられます。

こういった状況下でも、日本に睡眠専門医はそれほど多くいません。海外と比べると、非常に少ないのが現状です。たとえば２０１９年10月の時点で、日本睡眠学会の睡眠専門医は５５３名、歯科専門医は65名、専門医療機関は１０５施設で、都会に集中していますので、たとえば和歌山県には、日本睡眠学会の専門医も、専門医療機関も存在していません。和歌山県に睡眠障害の患者さんがいないわけではありませんので、これは異常な事態だと思われます。

そして、医師には「眠れない」だけでなく、眠りの状態がどうよくないのか、眠れないことで日常生活にどんな問題が起きているのかなどを詳しく相談してみてください。そうすることで、必ずしも「眠れないなら睡眠薬ですね」という結論にはならないはずです。眠れる方法はほかにもあるのです。

医師といろいろと話をした結果、睡眠薬の処方がベストな治療だと判断され、実際に処方される際は、医師だけでなく調剤薬局でもしっかりと説明を受けましょう。服用する薬を理解することは、自分の睡眠に主体的になることだからです。

睡眠障害は遺伝的な素因もありますが、その多くは環境要因が影響しています。不眠に関して言うならば、生活習慣の影響が大きいでしょう。だからこそ、自分の睡眠にもっと関心を持ち、主体的に睡眠習慣を変える努力が必要なのです。

逆に言えば、多くの人は生活習慣を変えることにより、良質な睡眠を得ることができ、豊かな生活を送ることが可能になります。そのまず、一歩として、睡眠の生理、睡眠障害についての認識を変えてください。

おわりに

日本人は、睡眠時間を削ってなにかに励むことを美徳とするところがあります。睡眠時間を削れない人は怠惰な人間だとされることすらあり、眠らずに成果を出す人は称賛されます。日本人の睡眠時間が短いのは、おそらくそういった文化的な背景もあるのでしょう。たしかに24時間動き続ける社会のなかで、睡眠を削って1分1秒を惜しまないほうが成果につながりやすいのかもしれません。しかし一方で、睡眠を削ることは「百害あって一利なし」であることが科学的に実証されてきています。

睡眠負債は、確実に体を蝕(むしば)んでいるのです。

わたしも、決して睡眠時間がたっぷり確保できるような仕事をしているわけではありません。自転車で大学に通える場所にすんでいるとはいえ、次から次へと仕事が舞い込んでくる状況に変わりはありません。

ですからわたしは、自分の睡眠負債を少しでも解消するために、作業時間を計るようにしています。それぞれの作業にかかる時間がわかれば、1日のスケジュールが組みやすくなるからです。隙間を見つけて新しい仕事を入れるためではなく、睡眠時間をつくるためです。

作業時間の目安があれば安心感もあるし、逆算して「いまなら休めるから2時間ぼーっとしておこう」とか、「この作業は3時間で終わるから、この後に予定を入れなければ眠れる」とか、眠るタイミングをつくることができます。長期的にスケジュールを組むのはむずかしいですが、2~3日なら睡眠時間をコントロールするのは可能です。それに、あとどれくらいで終わるとわかっていれば、眠くなったときに眠ることができます。細切れの睡眠にはなりますが、十分に睡眠負債の解消になっていると思っています。

1日24時間という時間は変わりません。そのなかで、自分はなんの時間を重視するのか。優先するべきこともあれば、軽視するものも出てくるでしょう。そのときに軽視する項目に睡眠時間を入れるべきではありません。睡眠時間を確保しながら、無駄なことを探していくようにしてみてください。睡眠研究者である、わたしからの切なる願いです。

こうして睡眠の啓蒙（けいもう）本を出すことで、読者のみなさんや睡眠障害で困られている患者さんのお役に立てることが研究者としての励みであるとともに、社会還元のチャンスを与えていただける現状に、わたしは非常に感謝しています。とりわけ、今回出版の機会をいただいた株式会社ＫＡＤＯＫＡＷＡの菊地悟（きくちさとし）さんに感謝いたします。また菊地さんを紹介してくださった株式会社ＴＷＯの東義和（あずまよしかず）社長にも深く感謝いたします。株式会社ＴＷＯは、まだ世間の人が予防医学の観点で睡眠衛生に目覚めていない時から、いち早く薬に頼らない快眠につながるグッズの販売（Sleepdays）を始められ、わたしも長らくSleepdaysの睡眠グッズの監修をさせていただき、基礎研究とは違う意味で勉強になることが多かったです。

構成編集の労をとってくださった合同会社スリップストリームの岩川悟（いわかわさとる）さん、洗川俊一（あらいかわしゅんいち）さんにも、この場を借りて御礼申し上げます。お世話になりました。大変丁寧に校正・編集をしていただいた株式会社ＫＡＤＯＫＡＷＡの小川和久（おがわかずひさ）さんにも感謝いたします。

本書は、他の多くの方々のお力添えもなければ、世に出ることはありませんでした。心より御礼申し上げます。スタンフォード大学の睡眠生体リズム研究所（SCN lab）には、現在約10名程度の研究員がいますが、たび重なる出張などで迷惑をおかけしたことをお詫（わ）

びするとともに、発刊に関しても重要なフィードバックを感謝いたします。とりわけ、原稿のクリティカルリーディングをお願いした、SCN lab 客員研究員の小野太輔（おのたいすけ）先生に感謝いたします。

さいごに、いつもわたしを支え、よき口論の相手である妻・智恵子（ちえこ）、そして智恵子の両親であり、わたしが睡眠の基礎研究をつづけるにあたり、つねに精神的なサポートをしてくれ、人生のメンターとして励ましつづけてくださった前田義雄（まえだよしお）先生（私の母校・大阪医大の先輩であり、元大阪赤十字病院泌尿器科部長）、前田慶子（まえだけいこ）先生に、感謝を述べたいと思います。おふたりは96歳、94歳のご高齢ながら現役の医師で、今回の出版の趣旨にも賛同してくださり、絶えず支援してくださいました。有難うございます。

Through hard times or games times, sleep is inevitable. Because there are no nights without a morning and no mornings without a night.

(辛い時も、楽しいときも、わたしはひたすら眠る。なぜなら、朝の来ない夜も、夜の来ない朝もないからだ)

西野精治（にしのせいじ）

元村祐貴，睡眠負債による脳機能への影響．睡眠医療，2018. 12（3）：p. 337-43.
Tassi, P. and A. Muzet, Sleep inertia. Sleep Med Rev, 2000. 4（4）：p. 341-53.
Wilkinson, R.T. and M. Stretton, Performance after awakening at different times of night. Psychon Sci, 1971. 23（4）：p. 283-5.
Santhi, N., et al., Morning sleep inertia in alertness and performance: effect of cognitive domain and white light conditions. PLoS One, 2013. 8（11）：p. e79688.
McEvoy, R.D. and L.L. Lack, Medical staff working the night shift: can naps help? Med J Aust, 2006. 185（7）：p. 349-50.
Dhand, R. and H. Sohal, Good sleep, bad sleep! The role of daytime naps in healthy adults. Curr Opin Pulm Med, 2006. 12（6）：p. 379-82.
Monk, T.H., The post-lunch dip in performance. Clin Sports Med, 2005. 24（2）：p. e15-23, xi-xii.
Horne, J., C. Anderson, and C. Platten, Sleep extension versus nap or coffee, within the context of 'sleep debt'. J Sleep Res, 2008. 17（4）：p. 432-6.
Ekirch, A.R., Sleep we have lost: pre-industrial slumber in the British Isles. Am Hist Rev, 2001. 106（2）：p. 343-86.
西野精治監修，Night&Day～最高の睡眠と目覚めのためのClassic～（SHM-CD）．Universal Music.
Nakao, M., et al., Simulation study on dynamics transition in neuronal activity during sleep cycle by using asynchronous and symmetry neural network model. Biol Cybern, 1990. 63 (4) : p. 243-50.
愛波文，ママと赤ちゃんのぐっすり本　「夜泣き・寝かしつけ・早朝起き」解決ガイド（講談社の実用BOOK）2018: 講談社．
岩切勝彦，et al., GERDと睡眠障害―夜間の酸逆流および食道内酸排出のメカニズム―．日消誌，2013. 110（6）：p. 971-8.
Anegawa, E., et al., Chronic powder diet after weaning induces sleep, behavioral, neuroanatomical, and neurophysiological changes in mice. PLoS One, 2015. 10（12）：p. e0143909.
Sakurai, T., Roles of orexins in the regulation of body weight homeostasis. Obes Res Clin Pract, 2014. 8（5）：p. e414-20.
内村直尚，アルコール依存症に関連する睡眠障害．精神経誌，2010. 112（8）：p. 787-92.
Sagawa, Y., et al., Alcohol has a dose-related effect on parasympathetic nerve activity during sleep. Alcohol Clin Exp Res, 2011. 35（11）：p. 2093-100.
Horne, J.A. and L.H. Staff, Exercise and sleep: body-heating effects. Sleep, 1983. 6（1）：p. 36-46.
Passos, G.S., et al., Effects of moderate aerobic exercise training on chronic primary insomnia. Sleep Med, 2011. 12（10）：p. 1018-27.
日本睡眠学会の認定による日本睡眠学会専門医、日本睡眠学会歯科専門医、日本睡眠学会認定検査技師、日本睡眠学会専門医療機関ならびに日本睡眠学会登録医療機関の一覧．http://jssr.jp/data/list.html.

2017: 学事出版．
木田哲生，「みんいく」ハンドブック 小学校１・２・３年—すいみんのひみつ～すいみんについてしろう～. 2017: 学事出版．
木田哲生，睡眠教育（みんいく）のすすめ—睡眠改善で子どもの生活、学習が向上する．2017: 学事出版．
木田哲生，伊東桃代，さいとうしのぶ，ねこすけくんなんじにねたん？．2017:「みんいく」地域づくり推進委員会，リーブル．
Maski, K. and J.A. Owens, Insomnia, parasomnias, and narcolepsy in children: clinical features, diagnosis, and management. Lancet Neurol, 2016. 15（11）: p. 1170-81.
Bliwise, D.L., Normal Aging, in Principles and Practice of Sleep Medicine, 5th ed., M.H. Kryger, T. Roth, and W.C. Dement, Editors. 2011, Elsevier Saunders: Missouri. p. 27-41.
Chiba, S., et al., High rebound mattress toppers facilitate core body temperature drop and enhance deep sleep in the initial phase of nocturnal sleep. PLoS One, 2018. 13（6）: p. e0197521.
Asada, H., et al., Association between patient age at the time of surgical treatment for endometriosis and aryl hydrocarbon receptor repressor polymorphism. Fertil Steril, 2009. 92（4）: p. 1240-2.
Tarasoff-Conway, J.M., et al., Clearance systems in the brain-implications for Alzheimer disease. Nat Rev Neurol, 2015. 11（8）: p. 457-70.
Ju, Y.E., et al., Sleep quality and preclinical Alzheimer disease. JAMA Neurol, 2013. 70（5）: p. 587-93.
Kang, J.E., et al., Amyloid-β dynamics are regulated by orexin and the sleep-wake cycle. Science, 2009. 326（5955）: p. 1005-7.
千葉悠平，大黒正志，西野精治，睡眠負債と認知症のリスク．睡眠医療，2018. 12（3）: p. 383-90.
酒井紀彰 and 西野精治，睡眠制限と認知症—動物モデルの知見—．睡眠医療，2018. 12（3）: p. 345-51.
Van Somerenm E.J., et al., Bright light therapy: improved sensitivity to its effects on rest-activity rhythms in Alzheimer patients by application of nonparametric methods. Chronobiol Int, 1999. 16〔4〕: p.505-18.
Riemersma-van der Lek, R.F., et al., Effect of bright light and melatonin on cognitive and noncognitive function in elderly residents of group care facilities: a randomized controlled trial. JAMA, 2008. 299（22）: p. 2642-55.
三島和夫．「連載　睡眠の都市伝説を斬る」第64回　睡眠時間の男女差について．https://natgeo.nikkeibp.co.jp/atcl/web/15/403964/120700056/?P=1.
小野太輔，大倉睦美，and 神林崇，女性の睡眠負債．睡眠医療，2018. 12（3）: p. 319-24.
Oyetakin-White, P., et al., Does poor sleep quality affect skin ageing?. Clin Exp Dermatol, 2015. 40（1）: p. 17-22.

第6章　睡眠負債を解消するために

Dement, W.C., Sleep extension: getting as much extra sleep as possible. Clin Sports Med, 2005. 24（2）: p. 251-68, viii.
Barbato, G., et al., Extended sleep in humans in 14 hour nights（LD 10:14）: relationship between REM density and spontaneous awakening. Electroencephalogr Clin Neurophysiol, 1994. 90（4）: p. 291-7.
Van Dongen, H.P.A., et al., The cumulative cost of additional wakefulness: dose-response effects on neurobehavioral functions and sleep physiology from chronic sleep restriction and total sleep deprivation. Sleep, 2003. 26（2）: p. 117-26.
小鳥居望，睡眠負債と精神疾患．睡眠医療，2018. 12（3）: p. 375-81.（既出）
柿崎真沙子，睡眠とがんのリスク．睡眠医療，2018. 12（3）: p. 391-7.
藤原健史，睡眠負債がもたらす心循環器疾患への影響．睡眠医療，2018. 12（3）: p. 361-8.

Chung, S., G.H. Son, and K. Kim, Circadian rhythm of adrenal glucocorticoid: its regulation and clinical implications. Biochim Biophys Acta, 2011. 1812（5）: p. 581-91.
Van Dongen, H.P.A. and D.F. Dinges, Sleep, circadian rhythms, and psychomotor vigilance. Clin Sports Med, 2005. 24（2）: p. 237-49, vii-viii.
Van Dongen, H.P.A. and D.F. Dinges, Circadian Rhythms in Sleepiness, Alertness, and Performance, in Principles and Practice of Sleep Medicine. 4th ed., M.H. Kryger, T. Roth, and W.C. Dement, Editors. 2005, Elsevier Saunders: Philadelphia. p. 435-43.
Lack, L.C., et al., The relationship between insomnia and body temperatures. Sleep Med Rev, 2008. 12（4）: p. 307-17.
三島和夫，非 24 時間睡眠 - 覚醒リズム障害の病態生理研究の現状．医学のあゆみ，2017. 263（9）: p. 775-82.
Sack, R.L., et al., Entrainment of free-running circadian rhythms by melatonin in blind people. N Engl J Med, 2000. 343（15）: p. 1070-7.
Managing shiftwork: Health and safety guidance. 2006; https://www.hse.gov.uk/pUbns/priced/hsg256.pdf.
藤木通弘，産業医学（交替勤務を含む）と睡眠負債．睡眠医療，2018. 12（3）: p. 311-317.
西野精治，快眠だより　第５回　交替勤務について（その１）．プレホスピタル・ケア，2018. 31（4）: p. 62-3.
西野精治，快眠だより　第６回　救急隊員の交替勤務（交替勤務について：その２）．プレホスピタル・ケア，2018. 31（5）: p. 68-9.
Knauth, P., Designing better shift systems. Appl Ergon, 1996. 27（1）: p. 39-44.
大川匡子．光の治療的応用ー光による生体リズム調節ー. https://www.mext.go.jp/b_menu/shingi/gijyutu/gijyutu3/toushin/attach/1333542.htm.
『最高の睡眠』のスタンフォード大学教授 西野精治インタビュー トライアスリートはいかにして時差と付き合うべきか【特集：トライアスロンと旅】. https://www.life-rhythm.net/nishino/.
西野精治，スタンフォード大学教授が教える 熟睡の習慣（PHP 新書）. 2019: PHP 研究所．（既出）
Fuse, Y., et al., Differential roles of breakfast only（one meal per day）and a bigger breakfast with a small dinner（two meals per day）in mice fed a high-fat diet with regard to induced obesity and lipid metabolism. J Circadian Rhythms, 2012. 10（1）: p. 4.
Lavie, P., Ultrashort sleep-waking schedule. III. 'Gates' and 'Forbidden zones' for sleep. Electroencephalogr Clin Neurophysiol, 1986. 63（5）: p. 414-25.

第５章　子ども、高齢者、女性の睡眠障害

文部科学省．21 世紀出生児縦断調査（平成 13 年出生児）第 16 回調査．https://www.mext.go.jp/b_menu/toukei/chousa08/21seiki/kekka/1408263.htm.
Jouvet-Mounier, D., L. Astic, and D. Lacote, Ontogenesis of the sates of sleep in rat, cat, and guinea pig during the first postnatal month. Dev Psychobiol, 1970. 2（4）: p. 216-39.
Roffwarg, H.P., J.N. Muzio, and W.C. Dement, Ontogenetic development of the human sleep-dream cycle. Science, 1966. 152（3722）: p. 604-19.
ADHD and SLEEP. https://www.sleepfoundation.org/articles/adhd-and-sleep.
Gartner, A.J. and F. Riessman, Self-help and mental health. Hosp Community Psychiatry, 1982. 33（8）: p. 631-5.
Frank, M.G., N.P. Issa, and M.P. Stryker, Sleep enhances plasticity in the developing visual cortex. Neuron, 2001. 30（1）: p. 275-87.
Li, W., et al., REM sleep selectively prunes and maintains new synapses in development and learning. Nat Neurosci, 2017. 20（3）: p. 427-37.
神山潤，子どもの睡眠負債．睡眠医療，2018. 12（3）: p. 325-30.
木田哲生，「みんいく」ハンドブック 中学校ー睡眠のひみつ～よい睡眠を実践しよう～. 2017: 学事出版．
木田哲生，「みんいく」ハンドブック 小学校４･５･６年ーすいみんのひみつ～すいみんについて考えよう～.

Chemelli, R.M., et al., Narcolepsy in orexin knockout mice: molecular genetics of sleep regulation. Cell, 1999. 98 (4) : p. 437-51.

Nishino, S., et al., Hypocretin (orexin) deficiency in human narcolepsy. Lancet, 2000. 355 (9197) : p. 39-40.

Peyron, C., et al., A mutation in a case of early onset narcolepsy and a generalized absence of hypocretin peptides in human narcoleptic brains. Nat Med, 2000. 6 (9) : p. 991-7.

Partinen, M., et al., Increased incidence and clinical picture of childhood narcolepsy following the 2009 H1N1 pandemic vaccination campaign in Finland. PLoS One, 2012. 7 (3) : p. e33723.

New Data Presented at World Sleep Congress Demonstrate Early Signs of Efficacy for TAK-925, a Selective Orexin Type-2 Receptor (OX2R) Agonist, in Patients with Narcolepsy Type 1. https://www.takeda.com/newsroom/newsreleases/2019/new-data-presented-at-world-sleep-congress-demonstrate-early-signs-of-efficacy-for-tak-925-a-selective-orexin-type-2-receptor-ox2r-agonist-in-patients-with-narcolepsy-type-1/.

Arnulf, I., et al., Kleine-Levin syndrome: a systematic review of 186 cases in the literature. Brain, 2005. 128 (Pt 12) : p. 2763-76.

本多真，特発性過眠症（長時間睡眠を伴う，伴わない）．日本臨牀，2008. 66（増刊 2）：p. 298-303.

第4章　生体リズムを乱す睡眠障害

Moore, R.Y. and R. Silver, Suprachiasmatic nucleus organization. Chronobiol Int, 1998. 15 (5) : p. 475-87.

Czeisler, C.A., et al., Stability, precision, and near-24-hour period of the human circadian pacemaker. Science, 1999. 284 (5423) : p. 2177-81.

Duffy, J.F. and C.A. Czeisler, Effect of Light on Human Circadian Physiology. Sleep Med Clin, 2009. 4 (2) : p. 165-177.

飯郷雅之，メラトニン研究の歴史．時間生物学，2011. 17（1）：p. 23-34.（既出）

有田秀穂，自律神経をリセットする太陽の浴び方 幸せホルモン、セロトニンと日光浴で健康に．2018: 山と溪谷社．(既出)

Czeisler, C.A. and F.W. Turek, eds. Melatonin, Sleep, and Circadian Rhythms: Current Progress and Controversies. Journal of Biological Rhythms Special Issue. Vol. 12. 1997.

Hattar, S., et al., Melanopsin and rod-cone photoreceptive systems account for all major accessory visual functions in mice. Nature, 2003. 424 (6944) : p. 75-81.

Gooley, J.J., et al., A broad role for melanopsin in nonvisual photoreception. J Neurosci, 2003. 23 (18) : p. 7093-106.

Lockley, S.W., et al., Short-wavelength sensitivity for the direct effects of light on alertness, vigilance, and the waking electroencephalogram in humans. Sleep, 2006. 29 (2) : p. 161-8.

Kaminski-Hartenthaler, A., et al., Melatonin and agomelatine for preventing seasonal affective disorder. Cochrane Database Syst Rev, 2015 (11) : p. CD011271.

Matsubayashi, T., Y. Sawada, and M. Ueda, Does the installation of blue lights on train platforms prevent suicide? A before-and-after observational study from Japan. J Affect Disord, 2013. 147 (1-3) : p. 385-8.

Kräuchi, K., et al., Functional link between distal vasodilation and sleep-onset latency? Am J Physiol Regul Integr Comp Physiol, 2000. 278 (3) : p. R741-8.

Kräuchi, K. and T. Deboer, Body Temperature, Sleep, and Hibernation, in Principles and Practice of Sleep Medicine. 5th ed., M.H. Kryger, T. Roth, and W.C. Dement, Editors. 2011, Elsevier Saunders: Missouri. p. 323-34.

Kräuchi, K., et al., Warm feet promote the rapid onset of sleep. Nature, 1999. 401 (6748) : p. 36-7.

谷内一彦 , et al., 抗ヒスタミン薬の薬理学 . 日本耳鼻咽喉科学会会報 , 2009. 112（3）: p. 99-103.
村崎光邦 , 精神医学用語解説 : トリアゾラム物語 . 臨床精神医学 第 28 巻第 5 号 , 1999 年 5 月 , p. 587-89.
Kawai, N., et al., The sleep-promoting and hypothermic effects of glycine are mediated by NMDA receptors in the suprachiasmatic nucleus. Neuropsychopharmacology, 2015. 40（6）: p. 1405-16.
Monoi, N., et al., Japanese sake yeast supplementation improves the quality of sleep: a double-blind randomised controlled clinical trial. J Sleep Res, 2016. 25（1）: p. 116-23.
清水徹男 , 不眠症の概念とその変遷 . 精神医学 , 2018. 60（9）: p. 927-34.
Perlis, M.L., et al., Placebo effects in primary insomnia. Sleep Med Rev, 2005. 9（5）: p. 381-9.
睡眠障害に対する認知行動療法 : 行動睡眠医学的アプローチへの招待 , eds. マイケル・L・ペルリス , マーク・S・アロイア and ブレット・R・クーン . 2015: 風間書房 .
岡島義 and 井上雄一 , 認知行動療法で改善する不眠症 : 薬を手放し、再発を防ぐ . 2012: すばる舎 .
Troxel, W.M., A. Germain, and D.J. Buysse, Clinical management of insomnia with brief behavioral treatment（BBTI）. Behav Sleep Med, 2012. 10（4）: p. 266-79.
Ito, S.U., et al., Sleep facilitation by artificial carbonated bathing; EEG, core, proximal, and distal temperature evaluations. Sleep 2013. 36 Abstract Supplement: p. A220.
Uemura-Ito, S., et al., Sleep facilitation by Japanese hot spring; EEG, core, proximal, and distal temperature evaluations. Sleep Biol Rhythms, 2011. 9（4）: p. 387.

第３章 「日中眠くなる」という睡眠障害

吉田祥 ,「過眠症の診断・治療・連携ガイドライン」の要点 , in 最新臨床睡眠学 : 睡眠障害の基礎と臨床 . 2013, 日本臨牀社 . p. 391-6.
Nishino, S. and E. Mignot, Narcolepsy and cataplexy. Handb Clin Neurol, 2011. 99: p. 783-814.
Nishino, S. and Y. Sagawa, The neurochemistry of awakening: findings from sleep disorder narcolepsy. Int Rev Neurobiol, 2010. 93: p. 229-55.
吉田祥 , 行動誘発性睡眠不足症候群 , in 最新臨床睡眠学 : 睡眠障害の基礎と臨床 . 2013, 日本臨牀社 . p. 380-4.（既出）
白濱龍太郎監修 , 図解 睡眠時無呼吸症候群を治す ! 最新治療と正しい知識 . 2015: 日東書院本社 .
Rühle, K.H., K.J. Franke, and G. Nilius, Microsleep, sleepiness and driving performance in patients with sleep apnoea syndrome. Pneumologie, 2008. 62（10）: p. 595-601.
He, J., et al., Mortality and apnea index in obstructive sleep apnea. Experience in 385 male patients. Chest, 1988. 94（1）: p. 9-14.
Albarrak, M., et al., Utilization of healthcare resources in obstructive sleep apnea syndrome: a 5-year follow-up study in men using CPAP. Sleep, 2005. 28（10）: p. 1306-11.
Kryger, M., Charles Dickens: impact on medicine and society. J Clin Sleep Med, 2012. 8（3）: p. 333-8.
立花直子 , RLS/PLMS と PLMD, in 睡眠医学を学ぶために : 専門医の伝える実践睡眠医学 , 立花直子 , NPO 法人大阪スリープヘルスネットワーク Editor. 2006, 大阪 : 永井書店 . p. 264-73.（既出）
金野倫子 and 内山真 , レム睡眠行動障害 , in 最新臨床睡眠学 : 睡眠障害の基礎と臨床 . 2013, 日本臨牀社 . p. 438-47.（既出）
本堂茉莉 and 上田壮志 , レム睡眠行動障害（RBD）のメカニズム . 医学のあゆみ , 2017. 263（9）: p. 811-8.
Nishino, S. and E. Mignot, Pharmacological aspects of human and canine narcolepsy. Prog Neurobiol, 1997. 52（1）: p. 27-78.
Lin, L., et al., The sleep disorder canine narcolepsy is caused by a mutation in the hypocretin (orexin) receptor 2 gene. Cell, 1999. 98（3）: p. 365-76.
Sakurai, T., Roles of orexin/hypocretin in regulation of sleep/wakefulness and energy homeostasis. Sleep Med Rev, 2005. 9（4）: p. 231-41.

and Scoring System for Sleep Stages of Human Subjects. 1968, National Institutes of Health: Washington, D.C.
板生清 and 駒澤真人 , ウェアラブルデバイスの応用と近未来の展開 . エレクトロニクス実装学会誌 , 2015. 18 (6) : p. 384-9.
不眠症 - 日本臨床内科医会 . http://www.japha.jp/doc/byoki/044.pdf. (既出)
立花直子 , NPO 法人大阪スリープヘルスネットワーク ed. 睡眠医学を学ぶために : 専門医の伝える実践睡眠医学 . 2006, 大阪 : 永井書店 . (既出)

第2章　睡眠障害と睡眠薬

吉田祥 , 行動誘発性睡眠不足症候群 , in 最新臨床睡眠学 : 睡眠障害の基礎と臨床 . 2013, 日本臨牀社 . p. 380-4.
小山純正 , 睡眠・覚醒の制御機構—眠るしくみ, 起きるしくみ . 医学のあゆみ , 2017. 263 (9) : p. 703-10.
西野精治 , 睡眠関連疾患診療のために必要な睡眠生理・薬理の基礎知識 , in 睡眠医学を学ぶために : 専門医の伝える実践睡眠医学 , 立花直子 , NPO 法人大阪スリープヘルスネットワーク Editor. 2006, 大阪 : 永井書店 . p. 23-47. (既出)
西野精治 , 小児睡眠関連疾患診療のために必要な睡眠の神経生理・神経解剖の基礎知識 , in 日常診療における子どもの睡眠障害 , 谷池雅子 , Editor. 2015, 診断と治療社 . p. 144-60.
Clark, I. and H.P. Landolt, Coffee, caffeine, and sleep: A systematic review of epidemiological studies and randomized controlled trials. Sleep Med Rev, 2017. 31 : p. 70-8.
Urry, E. and H.P. Landolt, Adenosine, caffeine, and performance: from cognitive neuroscience of sleep to sleep pharmacogenetics. Curr Top Behav Neurosci, 2015. 25: p. 331-66.
小鳥居望 , 睡眠負債と精神疾患 . 睡眠医療 , 2018. 12 (3) : p. 375-81.
厚生労働科学研究・障害者対策総合研究事業「睡眠薬の適正使用及び減量・中止のための診療ガイドラインに関する研究班」および日本睡眠学会・睡眠薬使用ガイドライン作成ワーキンググループ . 睡眠薬の適正な使用と休薬のための診療ガイドライン . http://www.jssr.jp/data/pdf/suiminyaku-guideline.pdf.
Nishino, S., et al., Sedative-Hypnotics, in Textbook of Psychopharmacology, 5th Edition, A.F. Schatzberg and C.B. Nemeroff, Editors. 2017, American Psychiatric Association Publishing: Arlington, VA. p. 1051-82.
西野精治 , スタンフォード大学教授が教える 熟睡の習慣 (PHP 新書) . 2019: PHP 研究所 .
Psychotropic Substances: Statistics for 2011; Assessments of Annual Medical and Scientific Requirements for Substances in Schedules II, III and IV of the Convention on Psychotropic Substances of 1971 (E/INCB/2012/3) . https://www.incb.org/documents/Psychotropics/technical-publications/2012/en/Eng_2012_PUBlication.pdf.
寺尾晶 and 宮本政臣 , 不眠症治療薬開発の最前線 . 日薬理誌 (Folia Pharmacol. Jpn.) , 2007. 129 (1) : p. 35-41.
飯郷雅之 , メラトニン研究の歴史 . 時間生物学 , 2011. 17 (1) : p. 23-34.
有田秀穂 , 自律神経をリセットする太陽の浴び方 幸せホルモン、セロトニンと日光浴で健康に . 2018: 山と溪谷社 .
実験用マウスは飼育舎で進化、ホルモン「メラトニン」を作らず早熟に . https://www.riken.jp/press/2010/20100323/.
Kennaway, D.J., Potential safety issues in the use of the hormone melatonin in paediatrics. J Paediatr Child Health, 2015. 51 (6) : p. 584-9.
フランス食品環境労働衛生安全庁 (ANSES)、メラトニンを含むサプリメントを摂取しないよう特定の集団に推奨することを公表 . https://www.fsc.go.jp/fsciis/foodSafetyMaterial/show/syu04920500475.
Fox, S.V., et al., Quantitative electroencephalography within sleep/wake states differentiates $GABA_A$ modulators eszopiclone and zolpidem from dual orexin receptor antagonists in rats. Neuropsychopharmacology, 2013. 38 (12) : p. 2401-8.

Miglis, M.G., Autonomic dysfunction in primary sleep disorders. Sleep Med, 2016. 19: p. 40-9.
Kim, T.W., J.H. Jeong, and S.C. Hong, The impact of sleep and circadian disturbance on hormones and metabolism. Int J Endocrinol, 2015. 2015: Article ID. 591729.
Van Cauter, E., et al., Impact of sleep and sleep loss on neuroendocrine and metabolic function. Horm Res, 2007. 67 Suppl 1: p. 2-9.
Foster, D.J. and M.A. Wilson, Reverse replay of behavioural sequences in hippocampal place cells during the awake state. Nature, 2006. 440（7084）: p. 680-3.
Chikahisa, S., et al., Mast cell involvement in glucose tolerance impairment caused by chronic mild stress with sleep disturbance. Sci Rep, 2017. 7（1）: Article number. 13640.
McAlpine, C.S., et al., Sleep modulates haematopoiesis and protects against atherosclerosis. Nature, 2019. 566（7744）: p. 383-7.
近久幸子 , 睡眠負債と代謝性疾患 . 睡眠医療 , 2018. 12（3）: p. 369-373.
植木浩二郎 , 1. 慢性炎症の視点から見た 2 型糖尿病の成因 . 糖尿病 , 2011. 54（7）: p. 476-9.
A.A.o.S. Medicine, ed. International Classification of Sleep Disorders, 3rd ed. 2014, American Academy of Sleep Medicine: Darien, IL
立花直子 , NPO 法人大阪スリープヘルスネットワーク ed. 睡眠医学を学ぶために : 専門医の伝える実践睡眠医学 . 2006, 大阪 : 永井書店 .（既出）
日本睡眠学会 , 睡眠障害診療ガイド . 2011: 文光堂 .
河合真 , 極論で語る睡眠医学（【極論で語る】シリーズ）. 2016: 丸善出版 .
堀口淳 , 睡眠覚醒障害の概念と病態の理解 . 精神経誌 , 2008. 110（2）: p. 125-33.
National Sleep Foundation, 2005 Adult Sleep Habits and Styles. 2005; https://www.sleepfoundation.org/professionals/sleep-america-polls/2005-adult-sleep-habits-and-styles.
OECD Health Statistics 2019. https://www.oecd.org/health/health-data.htm.
日本人「睡眠時間」ダントツ最下位「サマータイム」でさらに . https://news.yahoo.co.jp/byline/ishidamasahiko/20180819-00093608/.
平成 28 年 国民生活基礎調査の概況 - 厚生労働省 . https://www.mhlw.go.jp/toukei/saikin/hw/k-tyosa/k-tyosa16/dl/16.pdf.（既出）
Walch, O.J., A. Cochran, and D.B. Forger, A global quantification of "normal" sleep schedules using smartphone data. Sci Adv, 2016. 2（5）: p. e1501705.
西野精治 and 酒井紀彰 , 睡眠障害から探る睡眠・覚醒機構 . 医学のあゆみ , 2017. 263（9）: p. 791-802.
Pellegrino, R., et al., A novel BHLHE41 variant is associated with short sleep and resistance to sleep deprivation in humans. Sleep, 2014. 37（8）: p. 1327-36.
He, Y., et al., The transcriptional repressor DEC2 regulates sleep length in mammals. Science, 2009. 325（5942）: p. 866-70.
Shi, G., et al., A Rare Mutation of β_1-Adrenergic Receptor Affects Sleep/Wake Behaviors. Neuron, 2019. 103（6）: p. 1044-55 e7.
粂和彦 , 眠りの不思議に魅せられ . 日経サイエンス , 2002（1）: p. 3. http://sleepclinic.jp/essay1/index.html.
Tamakoshi, A. and Y. Ohno, Self-reported sleep duration as a predictor of all-cause mortality: results from the JACC study, Japan. Sleep, 2004. 27（1）: p. 51-4.（既出）
Williamson, A.M. and A.M. Feyer, Moderate sleep deprivation produces impairments in cognitive and motor performance equivalent to legally prescribed levels of alcohol intoxication. Occup Environ Med, 2000. 57（10）: p. 649-55.
Dorrian, J., N.L. Rogers, and D.F. Dinges, Psychomotor vigilance performance: Neurocognitive assay sensitive to sleep loss, in Sleep Deprivation: Clinical Issues, Pharmacology and Sleep Loss Effects, C.A. Kushida, Editor. 2005, Marcel Dekker, Inc: New York, NY. p. 39-70.
Rechtschaffen, A. and A. Kales, eds. A Manual of Standardized Terminology, Techniques

Nishino, S., et al., The neurobiology of sleep in relation to mental illness, in Neurobiology of Mental Illness, D.S. Charney, E.J. Nestler, and B.S. Bunney, Editors. 2004, Oxford University Press: New York. p. 1160-1179.
Sakurai, T., et al., Orexins and orexin receptors: a family of hypothalamic neuropeptides and G protein-coupled receptors that regulate feeding behavior. Cell, 1998. 92 (4) : p. 573-85.
De Lecea, L., et al., The hypocretins: hypothalamus-specific peptides with neuroexcitatory activity. Proc Natl Acad Sci USA, 1998. 95 (1) : p. 322-7.
Dement, W.C., Wake up America: A National Sleep Alert Volume 1. 1993, The Commission.
Stepan, M.E., K.M. Fenn, and E.M. Altmann, Effects of sleep deprivation on procedural errors. J Exp Psychol Gen, 2019. 148 (10) : p. 1828-33.
睡眠時無呼吸症候群が招く事件・事故 . https://659naoso.com/sas/trouble.
Stoohs, R.A., et al., Sleep and sleep-disordered breathing in commercial long-haul truck drivers. Chest, 1995. 107 (5) : p. 1275-82.
Stoohs, R.A., et al., Traffic accidents in commercial long-haul truck drivers: the influence of sleep-disordered breathing and obesity. Sleep, 1994. 17 (7) : p. 619-23.
不眠は3兆5000億円の損失 . https://portal.lighttherapy.jp/news/post_27.html.
Why Sleep Matters: Quantifying the Economic Costs of Insufficient Sleep. https://www.rand.org/randeurope/research/projects/the-value-of-the-sleep-economy.html.
Koopman, C., et al., Stanford presenteeism scale: health status and employee productivity. J Occup Environ med, 2002 jan ; 44 (1) : 14-20.
Kripke, D.F., et al., Mortality associated with sleep duration and insomnia. Arch Gen Psychiatry, 2002. 59 (2) : p. 131-6.
Kripke, D.F., et al., Short and long sleep and sleeping pills. Is increased mortality associated? Arch Gen Psychiatry, 1979. 36 (1) : p. 103-16.
Tamakoshi, A. and Y. Ohno, Self-reported sleep duration as a predictor of all-cause mortality: results from the JACC study, Japan. Sleep, 2004. 27 (1) : p. 51-4.
Ikehara, S., et al., Association of sleep duration with mortality from cardiovascular disease and other causes for Japanese men and women: the JACC study. Sleep, 2009. 32 (3) : p. 295-301.
池原賢代 and 磯博康 , 日本人の睡眠時間ー睡眠時間と健康：Mortalityー . 睡眠医療 , 2018. 12 (3) : p. 299-303.
Schmid, S.M., M. Hallschmid, and B. Schultes, The metabolic burden of sleep loss. Lancet Diabetes Endocrinol, 2015. 3 (1) : p. 52-62.
Boyko, E.J., et al., Sleep characteristics, mental health, and diabetes risk: a prospective study of U.S. military service members in the Millennium Cohort Study. Diabetes Care, 2013. 36 (10) : p. 3154-61.
Taheri, S., et al., Short sleep duration is associated with reduced leptin, elevated ghrelin, and increased body mass index. PLoS Med, 2004. 1 (3) : p. e62.
木村昌由美 , 睡眠負債と免疫機能 . 睡眠医療 , 2018. 12 (3) : p. 353-9.
Sigurdardottir, L.G., et al., Sleep disruption among older men and risk of prostate cancer. Cancer Epidemiol Biomarkers Prev, 2013. 22 (5) : p. 872-9.
Spiegel, K., R. Leproult, and E. Van Cauter, Impact of sleep debt on metabolic and endocrine function. Lancet, 1999. 354 (9188) : p. 1435-9.
Mullington, J.M., et al., Sleep loss reduces diurnal rhythm amplitude of leptin in healthy men. J Neuroendocrinol, 2003. 15 (9) p. 851-4.
Broussard, J.L., et al., Elevated ghrelin predicts food intake during experimental sleep restriction. Obesity (Silver Spring) , 2016. 24 (1) : p. 132-8.

参考文献

はじめに

サントリー美術館，絵巻マニア列伝．2017: サントリー美術館．
Dement, W.C., History of sleep medicine. Neurol Clin, 2005. 23（4）：p. 945-65, v.
Dement, W.C., Some Must Watch While Some Must Sleep. 1974, New York: W W Norton & Co Inc.
西野精治，スタンフォード式　最高の睡眠．2017: サンマーク出版．
平成 28 年 国民生活基礎調査の概況 - 厚生労働省．https://www.mhlw.go.jp/toukei/saikin/hw/k-tyosa/k-tyosa16/dl/16.pdf.
西野精治，「睡眠負債」の概念はどのようにして起こったか?．睡眠医療，2018. 12（3）：p. 291-8.
NHK スペシャル取材班，睡眠負債“ちょっと寝不足”が命を縮める（朝日新書）．2018: 朝日新聞出版．

第１章　日本人の睡眠が危ない！

Aserinsky, E. and N. Kleitman, Regularly occurring periods of eye motility, and concomitant phenomena, during sleep. Science, 1953. 118（3062）：p. 273-4.
Moruzzi, G. and H.W. Magoun, The functional significance of the ascending reticular system. Arch Ital Biol, 1958. 96: p. 17-28.
井上昌次郎，眠りの精をもとめて：今日の睡眠研究（自然誌選書）．1986, 東京：どうぶつ社．
西野精治，睡眠関連疾患診療のために必要な睡眠生理・薬理の基礎知識，in 睡眠医学を学ぶために：専門医の伝える実践睡眠医学，立花直子，NPO 法人大阪スリープヘルスネットワーク，Editor. 2006, 大阪：永井書店．p. 23-47.
Borbély, A.A., Sleep Regulation: Circadian Rhythm and Homeostasis, in Sleep: Clinical and Experimental Aspects, Current Topics in Neuroendocrinology vol.1, D. Ganten and D. Pfaff, Editors. 1982, Springer: Berlin. p. 83-103.
不眠症 - 日本臨床内科医会．http://www.japha.jp/doc/byoki/044.pdf.
西野精治，スタンフォード式　最高の睡眠．2017: サンマーク出版．（既出）
Diekelmann, S. and J. Born, The memory function of sleep. Nat Rev Neurosci, 2010. 11（2）：p. 114-26.
Walker, M.P., The role of slow wave sleep in memory processing. J Clin Sleep Med, 2009. 5（2 Suppl）：p. S20-6.
Schönauer, M., T. Geisler, and S. Gais, Strengthening procedural memories by reactivation in sleep. J Cogn Neurosci, 2014. 26（1）：p. 143-53.
Rauchs, G., et al., Consolidation of strictly episodic memories mainly requires rapid eye movement sleep. Sleep, 2004. 27（3）：p. 395-401.
Miyamoto, D., et al., Top-down cortical input during NREM sleep consolidates perceptual memory. Science, 2016. 352（6291）：p. 1315-8.
佐々木由香，記憶や学習と睡眠．医学のあゆみ，2017. 263（9）：p. 747-53.
Takahashi, Y., D.M. Kipnis, and W.H. Daughaday, Growth hormone secretion during sleep. J Clin Invest, 1968. 47（9）：p. 2079-90.
Iliff, J.J., et al., A paravascular pathway facilitates CSF flow through the brain parenchyma and the clearance of interstitial solutes, including amyloid β. Sci Transl Med, 2012. 4 (147) : p. 147ra111.
Xie, L., et al., Sleep drives metabolite clearance from the adult brain. Science, 2013. 342(6156): p. 373-7.
丸山崇，et al., 睡眠覚醒を支える神経機構，in 睡眠科学：最新の基礎研究から医療・社会への応用まで，三島和夫，Editor. 2016, 京都：化学同人．p. 18-30.

西野精治（にしの・せいじ）
スタンフォード大学医学部精神科教授、同大学睡眠生体リズム研究所（SCNL）所長。医師、医学博士、日本睡眠学会専門医。1955年、大阪府出身。大阪医科大学卒業。87年、大阪医科大学大学院4年在学中、スタンフォード大学医学部精神科睡眠研究所に留学。突然眠りに落ちてしまう過眠症「ナルコレプシー」の原因究明に全力を注ぐ。2000年にはナルコレプシーの発生メカニズムを突き止めた。05年にSCNLの所長に就任。睡眠・覚醒のメカニズムを、分子・遺伝子レベルから個体レベルまでの幅広い視野で研究している。19年5月に、企業への睡眠コンサルティングやITを活用したサービスなどを手がける睡眠に特化した株式会社ブレインスリープを設立、最高経営責任者（CEO）兼最高医療責任者（CMO）に就任。著書に『スタンフォード式　最高の睡眠』（サンマーク出版）、『スタンフォード大学教授が教える　熟睡の習慣』（PHP新書）などがある。

睡眠障害
現代の国民病を科学の力で克服する

西野精治

2020年 3月 10日　初版発行
2024年 6月 5日　4版発行

発行者　山下直久
発　行　株式会社KADOKAWA
〒102-8177　東京都千代田区富士見2-13-3
電話　0570-002-301（ナビダイヤル）
編集協力　岩川悟（合同会社スリップストリーム）、洗川俊一
装 丁 者　緒方修一（ラーフイン・ワークショップ）
ロゴデザイン　good design company
オビデザイン　Zapp!　白金正之
印 刷 所　株式会社KADOKAWA
製 本 所　株式会社KADOKAWA

角川新書

ISBN978-4-04-082246-4 C0247